病是生命的一部分，犹如影是物体的一部分。
在进化之光的照耀下，有命必有病，恰如有物必有影。

前　言

我能吃辣，甚至比很多能吃辣的人还能吃辣。许多地方，人们做菜时喜欢往里面放香料；辣椒就是香料的一种。我曾去一个湖南朋友家里做客，吃了地道的湖南菜。每次吃饭，餐桌上总会有一碗辣椒。辣椒不红，个头不大，其貌不扬，可夹进嘴里，吃入肚中，火辣辣的感觉只往头上冲，不一阵子，我就被辣得汗流满面，甘拜下风。这是我头一回体验湖南菜的干辣，过口难忘。其实，中国南方菜系中，湖南菜、四川菜、江西菜、贵州菜都以辣著称，可以说是无辣不欢。我没去过泰国，但听说泰国菜也是重口味。除了辣椒，菜里还会放很多其他的香料，比如南姜、香茅、青葱、柠檬叶、紫苏、薄荷叶、罗望子、九层塔和胡荽叶。

我了解一些跟香料有关的掌故。在这些历史的片段里，香料都是主角，人见人爱，甚至爱得不能自拔。公元 408 年，西哥特王阿特里克围攻罗马，他给罗马皇帝开出了媾和条件：交出 4000 磅黄金，还有 3000 磅胡椒。不只是蛮族人爱胡椒，文明人也爱。有人爱得不可理喻。公元 777 年，大唐长安，权臣元载被抄家，赐自尽。在他几个大宅子里抄出了无数金银财宝。令人大跌眼镜的是，赃物居然还包括 60 吨胡椒，堆满了大理寺的院子。这些香料，元载投胎几辈子也吃不完。公元 15 世纪，西方航海家竭力开辟新航路，通往东方，他们梦寐以求的一个目标就是寻找香料。

显然，无论是国王、权臣，还是航海家，大家都一致认为，香料重要。相信读者对此也没什么异议，谁要有意见，下次吃饭，把菜里的香料都去掉，自己体验一把没有香料是什么滋味。估计他肠子都能悔青了。那么，香料为什么那么重要？换言之，人类做菜时为什么要放香料？

你说，香料如香水，用来提味。香水把女人变漂亮，变妩媚，香料则让食物更可口，更美味。这么说没问题，但这种解释只对了一半。它告诉你的，仅仅是使用香料的近因，一个近在眼前的直接原因。再问一个问题，猫儿为什么叫春？你可以说，春天到了，雄猫的荷尔蒙让它们精虫上脑。它们发育成熟，情窦大开，又恰好瞥见了雌猫魅惑的眼神、优美的身段，闻到了它们醉人的气息，便不可救药地爱上了对方。没错，这都是原因，但无论是季节、荷尔蒙、身体发育，还是眼神、身段和气味，都只是引发雄猫叫春的近因。要完整地理解叫春这回事，还需要进化原因，即远因：猫儿叫春是在找对象，叫春能帮它们找到搭档。进化就像一把剪刀，不能成功繁殖的个体都会被咔嚓一声，弃尸荒野，而进化的链条也就在它这里戛然而止，它再也不能成为子孙后代的祖先。它成了进化上彻头彻尾的失败者，被淘汰了。

近因告诉我们，不同的当前因素如何相互作用，从而引发了某种行为。远因则告诉我们，这种行为的存在和发生，到底有怎样的进化意义。换句话说，它为什么会发生？它能够逃过进化横扫的镰刀，这就意味着它能给个体带来某种进化收益，这些收益超过了成本。同时，跟同一情境下其他的选择相比，这种行为的收益成本比也更高，因而受到了自然选择的青睐，被保留下来。近因就像透过放大镜看世界，想要看清眼前的细节。相比之下，远因就像透过望远镜看世界，想要看清现象的来龙去脉。它们绝不是你死我活的关系，而是相互配合、彼此补充，能帮我们更完整地理解某一现象，包括疾病。

在《病因何在》这本书中，哲学家保罗·萨加德探讨了科学家如何解释疾病。可惜，他仅仅谈论了各种近因，比如体液不平衡、病菌感染、营养不良、免疫紊乱、基因突变。无疑，这些很重要，但不完整。要完整，必然要谈论远因，而谈论疾病远因的科学就是进化医学，也称达尔文医学。为了不吓跑读者，让人以为这是一本板着面孔、枯燥乏味的教科书，我没有在书名中提到“医学”。但我也不想插科打诨，油腔滑调，我不认为那很有趣。我写这本书，就是想从进化的角度谈疾病，想让更多的人了解身体，善待身体。这是从远因角度谈疾病，我尝试着让更多人了解疾病的进化奥秘。

回到香料，使用香料有什么远因吗？生物学家保罗·谢尔曼提出了一个答案：香料有抑菌作用，它们能对付食物中可能存在的微生物。因此，当厨师往菜里放香料时，就是在派杀手，它们的使命就是跟有害的微生物决一死战，干掉对方。不过，别高兴太早，这还只是一个假设。记住，假设再有趣，再高明，都得经受检验，看它对不对。是否有人能化身为记者，直接采访微生物：“你们是不是被香料伤害了，恨不恨它”？这不现实。谢尔曼和学生想到了一个办法。他们搜集世界各地的传统菜谱，包括了使用香料的荤菜 4578 种，素菜 2129 种。它们来自 36 个国家和地区，涉及世界上 19 种主要语言中的 16 种，颇有代表性。根据这个丰富的数据库，谢尔曼提出了各种具体的预测，每一种预测都得到了支持。首先，香料能杀菌。营养学家发现，数十种香料都有杀菌作用，其中最厉害的是大蒜、洋葱、甜胡椒和牛至，它们能对付大多数病原体。其次，香料使用跟气候有关。不管是国内比较，还是国际对照，低纬度的炎热地区病菌多，菜里使用的香料种类多，数量也多。还有，鉴于荤菜比素菜更容易滋生病原体，荤菜中使用的香料更多。这些发现都支持香料的杀手假设。

看来，使用香料能抗病。有了它们，菜不仅好吃，还健康。

其实，你看到的仅仅是进化医学的冰山一角；这是一门正在蓬勃发展的交叉学科。它试图在进化视角下理解人类的身体和疾病。这个角度很新颖，能让人看到很多传统的近因视角看不到的东西，加深我们对疾病本质的理解。但同时，它又撇开了近因视角涉及的琐碎细节、数字符号以及叫人头大的专业术语——比如各种生理因素如何相互作用——从而降低了门槛，使得不是学医的人（包括我）也都能理解。进化医学的这两大优点，给了我信心，也让我敢于班门弄斧，斗胆把自己学到的东西展示出来。

有人把进化医学称为理论医学，似乎它纯粹是思考。我不认可。诚然，进化有理论（这也是它为什么能用来讲故事的根本原因），但这种理论能指导生物科学各领域的研究，导致各种新理论、新假设、新发现。社会心理学家勒温说“好理论，最实际”，见解深刻。我以为，这个评价送给进化论，送给进化医学，毫无疑义，实至名归。我举一个例子。莫文·辛格是伦敦大学学院的医学教授。2004 年，他跟同事在《柳叶刀》上发表文章，提出了一个尖锐的假设，即器官衰竭有可能不是病，而是一种进化而来的防御机制。

辛格提到，在滑铁卢战役和特拉法尔加海战中，大量的伤员都活了下来。军刀、火枪和加农炮，摧残了他们的身体，但没夺去他们的生命。甚至有些被截肢、患坏疽或得了破伤风的伤员，也都神奇地复原了。“尽管没有抗生素，没有输血，没有各种生命维持设备，没有现代医疗提供的其他随身用品，大多数伤病还是复原了”，辛格评价说，“但即便医学技术取得了巨大进步，某些状况比如败血症导致的死亡率还是没有明显下降”。在他看来，器官衰竭就是细胞罢工，是创伤、感染或其他威胁生命的疾病导致的适应性反应，以保护身体免于更大的危险，这类似于某些动物的冬眠或夏蛰，是一种有用的功能。辛格的研究团队正在开展相关的研究，不少证据也都支持他们的假设。可以设想，辛格的理论将对急救医学的实践产生深远的影响。这当然不意味着不要急救，而是要人意识到：做了未必就好，不做未必就不好，乱作为比不作为还糟糕。即便很多乱作为是出于好心。

谁说进化仅仅是讲故事，谁说进化医学仅仅是理论？

这本书谈论不少有趣的问题。比如，为什么孕妇会害喜？为什么有些人会吃土？为什么我们那么容易被感染？为什么环境太干净也会让人生病？为什么肥胖和糖尿病会在世界范围内大流行？为什么会有近视眼、鼠标手？为什么会有人吸毒，吸得不能自拔？为什么母乳喂养和自然生产的孩子更健康？为什么久坐不动容易出问题？为什么人活得越久越容易得癌症？为什么所有的人都会老，都会死？即便没有十万个之多，但这些“为什么”也足以让人陷入沉思了，想回答这些问题并不容易，回答好更是难上加难。不信的话，你可以在阅读每一章之前，自己先把想到的答案写下来，读完之后，再对照书中给出的解读，看它们是不是一样。

我学进化心理学，也教进化心理学。但《臭皮囊》谈进化与疾病，奇怪吗？不奇怪。倘若说进化心理学关心“正常”心理，那么进化医学关心的就是“异常”身体。还有进化精神病学，它关心的是“异常”心理，但篇幅所限，本书不会涉及。人类的身心都是进化的产物，不管是正常，还是异常。既然如此，以进化之眼看身体，看疾病，再自然不过了。诡异的是，科学家直到最近才想到这一点，而普通人后知后觉，对此更是闻所未闻。这，不会是进化的把戏吧？但，我们可以戳穿它。

不管早晚，我们每一个人都能又知又觉。

阅读这本书，就是走上身体觉悟之旅。

吴宝沛

2015年11月26日于北京林业大学人文学院心理学系

微博：非言语 http：//weibo. com/woobaopei

目　录

第一章

孕妇也疯狂

食土者是美国社会最为卑贱的人。他们是被社会遗弃的人，是失败者。他们不仅承认失败，还把失败当做家常便饭，是底层中的最底层。他们舔食着我们走过、小狗撒过尿、垃圾堆过的土地。

——斯图尔德·艾伦《恶魔花园》

我娘常说地里的泥是最养人的，不光是长庄稼，还能治病。那么多年下来，我身上哪儿破了，都往上贴一块湿泥巴。我娘说的对，不能小看那些烂泥巴，那可是治百病的。

——余华《活着》

怀孕究竟是一种自然状态还是一种疾病状态？答案并非像看起来的那样简单。

——克莱尔·汉森《怀孕文化史》

这是一个特殊日子。英国伦敦的圣玛丽医院内，格林尼治时间2013年7月22日下午，凯特王妃诞下一名男婴。消息令人振奋，时隔119年之后，英国王室又一次迎来四世同堂，大家喜出望外，民众也格外激动。第二天，不少英国人甚至冒雨来到白金汉宫门前，等待宣布好消息。在此之前，凯特有过多次“被怀孕”的经历。说实话，都是一班好事的媒体记者急于求成，不管真假，抓住一点儿蛛丝马迹就捕风捉影，大肆鼓噪，结果不过是子虚乌有，一场空欢喜。假消息太多，民众也屡屡失望。后来，王室亲自宣布凯特怀孕，英国人心里的一块大石头，才算是结结实实落了地。

好事多磨。据说有段时间，凯特反应强烈，还专门去了一趟医院，调理多日才离开。做丈夫的威廉状态不错，甚至在一次慈善晚会上开玩笑，说用“晨吐”来描述妻子的状态词不达意，因为凯特太能反应了，除了早晨，其他时间也吐。

英国人叫晨吐，中国人叫害喜。显然，凯特害喜了，而且害得严重。那么，害喜是怎么回事？是因为凯特娇生惯养，体质差，太敏感，才会不停吐来吐去吗？这问题有点儿不合时宜，该问医生。不过，在这件事上，包括你我在内的一般人，似乎都能下“诊断”。

电视剧里常有这样的场景：某个女人正要吃饭，突然一阵恶心，食欲全无，甚至要跑到洗手间去呕。这时，旁边人的第一反应，不是打电话找医生，也不是叫救护车，以为她食物中毒，多半是关切地问，你是不是有了？大家心知肚明：当一个女人突然厌食，一定是发生了什么事。这想法不是现代人才有。在一本介绍布须曼人的经典之作中，人类学家马乔里·肖斯塔克说了这么一件事。有个叫妮莎的女人告诉她，说婆婆怀疑自己怀孕了，还说她“你吐得这么厉害，因为肚子里有了一个小东西”。自然，婆婆知道这个小东西是什么，妮莎也猜得出来，你和我也都知道。肖斯塔克还说，无论是呕吐、恶心，还是突然没胃口，讨厌吃以前喜欢的食物，都会被布须曼人当成怀孕的兆头。扎伊尔的俾格米人，澳洲的土著人，也有同样看法。

这样看来，知道有害喜这回事，不是文明人的特权。

跟凯特和妮莎一样，许多女人都有同样的经历。这事稀松平常，再明白不过，可细想起来，它却蹊跷得很。晨吐，意思是“早晨的病”，可实际上，它一天里什么时候都可能发生。还有，害喜似乎不是病，否则它也太常见了。在许多国家，怀孕的女人多数都吐，不吐的是少数派。另外，害喜只发生在怀孕后的前三个月里。这段时间，80%以上的女人都会恶心或呕吐。如果把更常见的厌食反应也包括在内，害喜的孕妇就更多了。你见过一种几乎在所有女人身上都存在的病吗（毛病不算，男人也有）？诡异的是，这种“病”只出现在某一时期。过后，“病”就莫名其妙消失了，“病人”也不治而愈。

在《医生的修炼》一书中，哈佛大学医学教授阿图·葛文德写过一个害喜的案例，女主角名叫安娜。她害喜了，很严重，情况危急，让人揪心。

> 安娜下决心要熬过这一关，但她还是什么都吃不下，顶多能咽下一小块饼干或面包。一周过去，她又脱水了。于是医生安排家访护士到她家帮她输液。安娜无时无刻不想吐。她的食欲本来很好，什么都爱吃，但是现在即使是味道最清淡的食物都让她受不了。她以前最喜欢到游乐园享受心脏蹦跳欲裂、胃部翻搅扭曲的刺激感，而现在一上车就晕车，连站着或是偏一下头都感到头晕眼花，有时坐在床上看电视或翻阅杂志都会让她眩晕得难受。

不要误解，安娜是特例。她怀了双胞胎，四个月之后还在害喜。这很罕见。事实上，安娜患了“妊娠剧吐”。听名字，这种病就来者不善。果不其然，跟一般害喜反应不同，被这种病折磨的女人反应越来越厉害，她们不断呕吐，甚至不能吃东西，一吃就吐，闻到食物的味道也吐。妊娠剧吐很危险，常会引发代谢性酸中毒和急性肾衰竭。

但这种情形很少见，100 个孕妇里也就只有一个人会中招。对另外 99 个孕妇来说，害喜不会要人命，对她们腹中的小东西也没什么危险。

害喜很诡异，它像病，但又不是病。它像是夏天的一场雷阵雨，来得快，劈头盖脸；去得也快，烟消云散。害喜通常在怀孕后的第 6 周出现，在第 8 周到第 12 周之间反应最强烈。接着，它逐渐消退，到第 18 周基本上就销声匿迹了。害喜的诡异在于，有那么多女人居然都吐，可这种吐来吐去的事对孩子又没坏处。还有，害喜之时，女人最需要营养，为自己，为孩子，可她的身体不买账，又是厌食，又是恶心，还会呕吐，这不是自己跟自己过不去吗？许多从前的美食，现在变成了催吐剂。

这，难道不是咄咄怪事吗？但，孕妇的疯狂不止于此。她们还吃土。

晋人张华撰《博物志》，有一则记载：“无启民，居穴食土，无男女。死埋之，其心不朽，百年还化为人”。这是传说，未必可信。死人心不朽，百年后复生，更是荒诞。但食土一事，倒是有记者报道。中国南方有个小山村，村中男女平日不饮茶，而是喝土。他们把土当成茶来泡，当成茶来喝。怀了孩子的女人也好这一口，挺着大肚子，端起一碗泡好的土，一饮而尽。美国南方各州的黑人也这样，女人一怀孕就吃土。有人说，中国人喝土是封建迷信，美国人吃土是非洲陋习。这么说似乎有理。可惜，事情没这么简单。人吃土，这样的事发生于世界各地，存在于历史上和现实中的数百个社会里。无论是非洲的纳米比亚、肯尼亚、扎伊尔、苏丹、南非、坦桑尼亚、乌干达、尼日利亚、加纳，还是亚洲的沙特、伊朗、印度，美洲的美国、牙买加、阿根廷、墨西哥，抑或欧洲的丹麦、挪威和英国，都有孕妇吃土的记载。

美国儿科专家塞拉·扬说，人类吃土，有两百万年的历史。最早的文字记载可追溯到希波克拉底，时为公元前 400 年。随后的整个人类史，从中古到近世到现代，人吃土的现象屡见不鲜。其中，吃土的佼佼者是孕妇，她们比其他人更热衷。在非洲某些地区，孕妇吃土的比例之高，令人咂舌，怀孕不吃土反而成了例外。2009 年，坦桑尼亚有研究者调查，发现在该国首都达累斯萨拉姆，吃土的女人超过一半。斯图尔德·艾伦在《恶魔花园》中介绍了很多文化下的食土习俗，令人眼界大开。

> 墨西哥人每年都会参加一场基督教或玛雅圣餐仪式，仪式上人们食用小土片而不是传统的小麦薄脆饼。如许多泥土烹调法一样，墨西哥人烘烤泥土，除去多余的水分，浓缩其味。澳大利亚土著居民发展了这门手艺，将泥土揉成团，经过日晒，用树叶包好后烘烤，制成纯天然白色长面包。印度北部的妇女过去常购买一种能使水增加甘甜味道的土罐子。解渴之后，她们通常把罐子也吃了。巴布亚新几内亚的凯族人将小土球串在小棍上，像中东烤肉串一样烧烤；可以想象，这和秘鲁印卡人用特别的滩涂泥块做成的原味薯条酱搭配着吃正好。

读到这里，许多人会惊叹，这些人真疯狂！其实，比这疯狂的还有。除了土，许多孕妇还会吃其他杂七杂八的东西，包括但不限于：木炭、草木灰、生淀粉、纸、粉笔、衣料、咖啡渣、蛋壳，甚至婴儿爽身粉。在这份长长的“异食癖”菜单上，孕妇最常吃的就是土，其次是生淀粉，排名第三的是冰。提醒一下，不是冰淇淋，是冰。

闹饥荒，实在找不到吃的，吃树皮，吃观音土，这不奇怪。饥不择食，迫不得已。问题就在于，这些疯狂的孕妇都是发自内心想吃，无论是吃土、吃冰、吃生淀粉，还是吃别的不能算是食物的东西。有个女人说，自己怀孕六个月后，有一天突然想吃土，这种狂想持续了两个月。她不知道这样是不是对胎儿有影响，于是发帖求助。在另一个案例中，有个发帖的孕妇急切要找同盟，她想知道，有没有人跟她一样想吃土。她还坦白，说自己已吃了一点点，甚至因此而深更半夜睡不着觉，因为感觉不错，“就像上瘾了，像男人抽烟似的”。我扫了一眼发帖时间，凌晨 3 点 52 分。鉴于吃土可能被视作行为怪异，甚至心理变态，我想，敢于自曝，说自己是食土人的孕妇没有几个。这就意味着，可能很多食土人潜伏在世界上，偷偷吃土而不为人知。

怀孕了，还吃土，这些女人疯了吗？谁都知道，土不能吃，土多脏啊，里面可能有寄生虫，有石头，有砂砾，还可能有残留的农药，有其他不干净的东西。吃土影响健康。塞拉·扬提到，吃土跟贫血有关。此外，吃土还可能造成重金属中毒，消化道损伤，以及孕妇超重（这对女人来说不是好消息，她们恨脂肪）。如果一个人做傻事，你可以当他是傻子；可要是一群人做傻事，你就会犹豫；而一国人都在做傻事时，你就得思考和追问，努力寻找这种诡异现象背后的原因了。

如果说凯特王妃是小疯狂，那么吃土的孕妇就是大疯狂了。我们该怎么理解她们，理解她们的疯狂呢？

有一种疯狂的观点认为，害喜是病，还是心病。

害喜害的是心病？

不少精神分析师认为，害喜属于一类名叫转换障碍的心理疾病，著名的歇斯底里就是其中的一种。这样看来，害喜地位不低，能跟大名鼎鼎的歇斯底里比邻而居，而被认为是心理病态。

即便他们有共识，害喜是心病，但对于害喜是一种什么样的心病，不同分析师有不同看法。有人说，害喜是因为早年跟母亲关系不好，因而在怀孕这一分离场景下，女人跟腹中的孩子又一次重演母亲跟自己早年的关系。只不过，这一回自己扮演母亲，而腹中的孩子扮演从前的自己。于是，害喜严重意味着跟母亲关系糟糕，悲剧又来了。也有人认为，害喜不是代表女人跟母亲关系不好，而是暗示跟丈夫关系不和。害喜反应，比如恶心和呕吐，是做给男人看的，是她巧妙地把内心不满伪装成了身体症状。换句话说，害喜是女人向男人开战，拐弯抹角表达埋怨。还有人跳出来说，这两种观点都错了，害喜表现的是女人跟孩子的关系，表示她想把孩子从嘴里吐出来。孩提时代，很多女孩都觉得怀孕是因为吃了东西。于是，长大后，她们就下意识地想通过呕吐把孩子排出体外。这样，女人既能表达自己的情感排斥，又不用为此而内疚，可谓一举两得。

精神分析的这些说法，玄之又玄，如同鬼话，令人惊诧。

不管它们玄幻不玄幻，有没有证据支持害喜是心病呢？很多精神分析师信誓旦旦，拍着胸脯说有，接着就像孔乙己排出九文钱一样，摆出他们自己的个案。可惜，个案只能用来说明，无法证明。个案作为证据，不是很可靠。有人看见邻居吃饭被噎死，于是告诉世人，吃饭危险，大家不要冒险了。他还声称，我有证据，我有个案，我亲眼所见有人因吃饭而噎死。这故事叫因噎废食，很好笑。拿个案证明假设，跟它一样荒谬。说得再直接一点，任何个案，都能找到跟它相反的案例，个案不能证明假设和理论。这样，把个案证据刨除，精神分析师能提供的证据就寥寥无几了。

比个案更有价值的是对照研究。2001 年，心理学家史蒂文·辛普森等人对心病假设做了严格检验。他们找了两组孕妇，一组害喜，一组不害喜，在她们怀孕的第 9 周到第 14 周之间测查。怀孕结束之后的第 16 周，他们又一次拜访这些孕妇，再次调查她们的心理状况。结果发现，第一次测查时，害喜的孕妇有较多的心理症状，比如抑郁、焦虑、神经症和强迫症。不过，第二次测查时，这些症状全都奇迹般地消失了。辛普森认为，很显然，这意味着不是心理因素引发了身体反应，恰恰相反，害喜让人抑郁和焦虑。有人发现了类似的结果，害喜跟心理压力有关。千万别以为，这表示心理压力导致害喜，要不男人也应该害喜才对，他们有些人心理压力比女人大多了。更合理的解读是，害喜带来了心理压力。在这个关键期，女人的饮食和作息都要调适，由此导致的适应问题才是压力的来源。

精神分析喜欢从心理角度看问题，暗示心理跟身体是两个东西，这在哲学上被称为“二元论”。有这种想法的人，稍微往前多走一步，就会陷入唯心论的泥沼而不能自拔。在《这才是心理学》一书中，认知科学家斯坦诺维奇举了一个经典案例，阐述精神分析师滥用想象力，会闹出什么样的笑话，制造什么样的悲剧。在很长一段时间里，精神分析师把持着抽动性秽语症的话语权。这是一种罕见的怪病，病人身体抽搐、痉挛，嘴里嘟嘟囔囔，还会学狗叫，学人说话，甚至不停地重复淫秽词。现在，大家都知道，这是神经系统紊乱导致的病，吃药能治好。但此前，精神分析师对该病的解读荒诞不经，令人大失所望。比如，有人认为，病人抽动是在体验性快感。有人认为，这是力比多（性能量）转移，是病人的身体在“手淫”。有人认为，抽动跟肛门施虐有关。还有人认为，抽动是因为病人自恋，有强迫症。这些解释趣味十足，可它们都错了，错得离谱。更大的问题是，它们妨碍了对抽动性秽语症的正确理解，也妨碍了对这种病的有效治疗。

试想一下，爱好幻想的精神分析师，发表他们对于害喜的独特理解，会不会造成类似的悲剧？2004 年，美国妇产科学会在一份公报中表达了这种担忧：“认为害喜是一种心理疾病，这种观点将妨碍进步，使得人们对这一现象的更深入了解大打折扣”。精神分析的影响已今非昔比，这种担忧或许是杞人忧天。

不过，读阿图·葛文德的案例，我对自己的这个判断也不那么自信了。他讲了一个孕妇的故事，就是我们前面谈到的安娜，她因为妊娠剧吐而接受治疗，但不见起色。于是，有医生劝她去看精神科。接下来的情形，葛文德这样写道：

> 只要能够止住呕吐，安娜愿意尝试任何事情。不过，安娜说，她去看精神科医生的时候，医生一直问她，是不是在生宝宝

的气，是不是无法承担为人母的角色。还有一个研究结论表明，妊娠剧吐症是孕妇潜意识排斥怀孕导致的，尽管这个弗洛伊德式的理论并不可取，但令人吃惊的是，有不少医生相信这个说法。

读到最后一句话，真让人丧气。也有好消息，讲述这个案例的医生葛文德，至少不认可精神分析对孕吐的解释。更好的消息是，大多数研究者都认为，害喜是一种生物现象，不是心理问题。

既然害喜是一种生物现象。那么，解读它自然是生物学家的专长了。不过，要深入理解它，我们必须从进化的视角切入。即便如此，恐怕到目前为止，也没有谁敢打包票，说我们对害喜的深度理解已完成。我们正走在理解的路上。现在，有不少害喜的进化理论被提出，也得到了公众的关注。其中有两种很有趣，有点儿疯狂，也有点儿道理。我们不妨姑妄听之。

子宫里的母子拉锯战

作家李国文写过一篇随笔，一位老友听说被“双规”了。他吓了一跳，不敢相信。这位老友早就退居二线，不问世事，谨言慎行，遵纪守法，怎么可能被双规呢？李国文打电话才闹清楚，不是老友被双规，而是他家公子被双规。因涉及财产，怕被藏匿，有关部门不免到老友府上查询，几次三番，他又惊又吓，中风了。这位老友舐犊情深，爱子情切，为了孩子升学、工作、成家，找门路、托关系，不惜血本，多年积蓄都被花得所剩无几，不料到头来自己却被儿子给害惨了。躺在病床上，老友长叹一口气，对李国文说了一句大实话：“你疼你的儿子，但你的儿子不一定疼你！”

其实，这谈的就是亲子冲突。害喜的拉锯战理论就跟亲子冲突有关，它由进化生物学家戴维·黑格提出，其前身是亲子冲突理论。黑格把亲子冲突现象从出生后延伸到出生前，从家庭延伸到子宫。而亲子冲突理论是罗伯特·特里弗斯的杰作。这个理论试图回答：为什么父母跟子女之间血浓于水，可大家还是会闹矛盾？特里弗斯一针见血地说，根本原因是亲子之间繁殖收益不一致。

试想一下，你有一个同父同母的弟弟，他跟你一样健康，也跟你一样受父母喜欢。对母亲来说，她跟两个孩子的遗传相关都是50%，即她跟你们俩有50%的基因相同。假如你们饥肠辘辘，现在有两个烧饼摆在面前，每一块烧饼吃掉能带来4份好处。考虑一下，你的最佳决策是什么？把两块烧饼都给弟弟，显得自己慷慨？当然不是。你更想把两个烧饼都吃了，这样你就能得到7份好处（因为存在边际效用递减，两个烧饼都吃掉带来的好处不到8份，这里假设为7份）。假如你把一个烧饼分给弟弟，那么你得到4份好处，他也是，可弟弟的4份好处相当于你的2份好处（你们之间的遗传相关是50%，弟弟得2份好处相当于你得1份）。这样，你总共得6份好处，比自己独吞少。站在母亲的角度，你会发现，把两个烧饼平分，对她来说最有利，这样能给她带来4份好处——两个孩子共得8份好处，乘以孩子跟母亲之间的遗传相关0.5。相反，某个孩子把所有烧饼都吃了，她能得到的好处就只有3份半。这个吃烧饼的故事说明，对孩子最有利的方案，对母亲不是最有利，而对母亲最有利的方案，对孩子不是最有利。两人最亲，可他们利益并不一致。

读懂吃烧饼的故事，再理解黑格的理论就不难了。

黑格认为，母子之间的进化利益不一致。于是，从胎儿形成的那一刻起，双方就会闹别扭。站在胎儿的角度，不管自身条件如何，它都需要足够的营养，以便存活和发育。很多时候，这种“足够”都超出了母亲对它的最优投资水平。想一想断奶冲突就知道了，婴儿想要多吃奶，这样自己就能长得更健壮。可母亲要是答应，继续喂奶，自己就别想怀孕，也别想生另一个孩子。一个想要，一个不给，战争就这样开始了。另一场战争爆发于青春期，母亲竭力反对女儿早恋，双方常常闹得不欢而散。这是因为，倘若女儿怀孕生子，母亲就被迫升级成了外祖母，而这意味着她传递基因的效率骤降一半：她跟外孙子和外孙女的基因相关度只有25%，但跟自己孩子的基因相关度高达50%。对年富力强、还能生育的母亲来说，女儿早恋、怀孕、生子，不啻为跟她作对，跟她抢夺繁殖资源。她自然有理由干涉了。

回到子宫这个战场上，母亲有自己的盘算，她很可能根据胎儿的状态决定给它投资多少营养，健康的就多投资，不健康的就少投资，很可能会夭折的就不投资。这样，母子就会展开拉锯战：胎儿总是想要，而母亲未必会给。

自发流产，就是母子拉锯战的一种表现。有人统计过，78%的受精卵要么无法着床，要么怀孕早期就自发夭折。这些夭折的家伙大都有遗传缺陷。自发流产很可能是母亲对付不健康受精卵的手段；她要把有限的资源用好，投资给健康的胚胎。需要澄清的是，这个决定不是母亲有意识做出的，绝大多数流产都发生在怀孕的前三个月，很多女人都不知道自己怀孕就已流产了。不过，站在胎儿的角度，被流产显然不是好事。它们必须千方百计，杀出一条活路。于是，双方就在子宫里你来我往，“刀兵相见”了。

黑格发现，在人类受精卵着床期间，它的滋养层细胞会侵入母亲的子宫内膜，还会改变其中螺旋动脉的形态，让它变得难以收缩，相当于在上面加了一道阀门，而阀门的钥匙掌握在胎儿手里。看来，不甘束手待毙的胎儿终于动手了。这道阀门有什么影响呢？首先，借助它，胎儿可直接从母亲动脉中获取营养。这样，母亲就不能随意减少对胎儿的营养供应，她想这样做的话，只有一个办法，那就是同时减少对自己的营养供应。其次，因为阀门的存在，很大程度上，到达胎盘的血流量就不受子宫内脉管系统的控制，母亲进一步丧失了主导权。最后，借助于这道阀门，胎儿可直接把某些激素释放到母亲的循环系统中，它们可以借此影响母亲的身体和反应。这种进化而来的胎盘形态被称为血绒膜胎盘，很多动物都有，比如啮齿类、食虫类、兔类、蝙蝠，以及包括猕猴和黑猩猩在内的灵长类。这道阀门的作用很快就显露出来。黑格留意到，胎儿会往母亲血液中分泌人体绒膜促性腺激素（简称 HCG），这种激素能阻碍大姨妈拜访，保护胎儿，让它继续高枕无忧地睡在子宫里。这是胎儿的自保策略。当母亲的身体探测到较多 HCG 时，似乎也能明白背后的潜台词：我是一个健康的娃娃，请不要伤害我。于是，母子之间暂时签订停战协议，双方开始和平相处。

那么，子宫里的母子拉锯战跟害喜有关吗？黑格曾试图从这个角度解读，但他没有明确给出说法。不过，有人追随他的步伐。生物学家司各特·福布斯认为，害喜是母子拉锯战的副产物。他说，引发害喜最可能的直接因素就是 HCG。这种激素只能由健康胎儿释放，因此，它们就能通过这一筹码跟母亲交涉，而母亲也会有相应的反制措施。这样一来，害喜更像是战场纪实，越是健康的孩子越能引发母亲的强烈反应。于是，有强烈反应的孕妇诞下的孩子更健康。

这似乎说得通，但生物学家保罗·谢尔曼有异议。他说，HCG 跟害喜之间的关联不明。跟没害喜的孕妇相比，害喜的孕妇体内可能有更多的 HCG，或更少的 HCG，也可能不多也不少，目前尚无定论。此外，害喜跟婴儿质量之间也没有严格的对应关系。在 5000 多例没有害喜的女人中，只有 10% 的人流产。这意味着，绝大多数没害喜的母亲生下的孩子也没问题。还有，按照黑格的观点，有血绒毛胎盘的动物中都有母子拉锯战，可为什么害喜的症状仅仅存在于人类、猕猴和家狗身上，而其他这类动物没有呢？

人类学家丹尼尔·费斯勒也批评说，福布斯的观点站不住脚。假如害喜是亲子冲突所致，那么，它理应受胎儿性别影响。我们都知道，性别不同，子代的繁殖价值不同，跟母亲的冲突强度也不同。男孩繁殖价值大，因而跟母亲的冲突小，怀男孩时害喜反应就应该少。

此外，子代价值也跟母亲未来的繁殖潜能有关。假如她快到更年期了，繁殖潜能很低，就倾向于认为当前的胎儿更重要。因此，随着母亲年龄增长，害喜的发生率应该下降才对。但这两个预测都没有得到支持。最后，母亲的投资意愿也跟身体素质有关系，体重较轻的女人既要维系自身，又要给胎儿输送营养，想要兼顾更难，因此她跟胎儿之间的拉锯战理应更惨烈。事实上，较重的女人更容易害喜，这跟福布斯的预测恰好相反。

后来，谢尔曼跟学生还采用建模的方法，直接检验母子拉锯战理论。根据这一理论，母体有一个投资阈限，高于这一阈限投资就划算，低了就不划算。当然，胎儿也有一个投资阈限，但它的门槛显然要低于母体。因此，当胎儿最健康时，它既高于自己的门槛，也高于母体的门槛，母子拉锯战理应不怎么激烈。当胎儿高于自己的门槛，但低于母体的门槛时，母子拉锯战应该最激烈，因为这时胎儿争取到资源就能活，否则就死，而母体此时不怎么看好这个投资候选人，倾向于撤资，两个人会吵得最凶，闹得最厉害。建模的结果不支持这些预测。如前所述，最健康的胎儿引发了最强烈的反应，而健康度居中时胎儿引发的反应也居中。这些发现也跟人类的直觉相符。

这样看来，母子拉锯战理论很有趣，但不适合用来解释害喜。

陌生精子闯祸

高登·盖洛普是一个不能不提的人物，他对害喜有独到看法。盖洛普是心理学家，研究择偶竞争和亲密关系。不过，早年他在学术界声名鹊起，靠的是一个经典实验，实验跟择偶倒没关系。他想回答一个问题：黑猩猩有没有自我意识？问题很不简单，而盖洛普的设计可谓独出心裁。在黑猩猩不知情的情况下，他在对方鼻尖上抹了红颜料。有趣的一幕出现了：当黑猩猩照镜子时，它会用手摸鼻子，跟人类的婴儿一样。这就暗示，黑猩猩知道镜子里的家伙是自己，它有自我意识，但猴子就做不到这一点。

不过，盖洛普后来的研究就有点儿耸人听闻了。2002 年，他撰文说精液能抗抑郁。假如这是真的，生产百忧解的制药公司就麻烦了。盖洛普发现，有过性行为的女大学生抑郁程度不一，而这跟安全套有关。做爱时，越是使用安全套，她们越容易抑郁，抑郁程度也越重。要是不使用安全套，距离上一次做爱的时间越久，女人越抑郁。据此，盖洛普推测，精液中含有某些抗抑郁的化学物质。听起来像天方夜谭，但他深信不疑，还借此提出了新观点，认为害喜跟精子有关，确切地说，是跟陌生精子有关。

我们知道，在择偶这件事上，女人投资大，风险也大。她们可能遭强奸，也可能被欺骗，还可能被始乱终弃，于是成为怨妇弃妇，单身母亲。而这意味着，她们除了丧失良机，没找到合适的人，还要承担沉重的养育成本。那么，有没有办法对付呢？有。自然选择给女人配备了不少锦囊妙计，让她们在怀孕和生娃时动手脚，拯救自己。盖洛普说，女人至少有两种动手脚的方式，一种是产后抑郁，一种是子痫前期。

很多人认为产后抑郁是病，但不少进化心理学家看法不同。达利和威尔逊说，它是一种适应策略。这个策略让女人有时间反思：我是否该继续投资？毕竟，养育后代耗时耗力，兹体事大，倘若养育不能取得预期结果，那么进化就不会通融，它会淘汰这种做法。进化就像一个严酷的监工，它只关心基因传递。亲代不会自然而然就跟子代产生强烈依恋，这种自来熟未必对母亲有利。假如孩子先天不足，无法活到成年，母亲盲目照顾它，不啻为竹篮打水，浪费心血。同样，假如丈夫不能给予足够支持，或家中柴米有限，还有其他嗷嗷待哺的孩子要照料，继续投资都可能不是明智选择：单身母亲很难把孩子拉扯大，更不用提因此而失去的择偶机会了；资源匮乏时，照顾小的，很可能要牺牲其他孩子。换言之，当继续投资弊大于利时，女人就可能收手，以便减少损失，更好地实现自身的繁殖利益。产后抑郁，本质上就是女人在撤资，以便保证基因传递。当然，这一过程，就像其他所有进化过程一样，不需要女人意识到。这不是人的算计，而是进化的诡计。

人类学家爱德华·哈根认可这种观点。他说，产后抑郁就是女人的身体对她的头脑说，你走错了一步棋，可能就在犯错误。抑郁能帮她减少损失，更正错误。抑郁一来，女人就会情绪低落，万念俱灰，对什么事都提不起兴趣，包括照顾孩子。她不由自主，想要逃离。哈根发现，许多预示繁殖前景不妙的线索都跟产后抑郁有关。比如，缺少亲人特别是丈夫的支持，孩子有健康缺陷，怀孕困难，分娩不利，自己失业或丈夫失业，都可能引发产后抑郁。女人产后抑郁会丧失对婴儿的兴趣，不会觉得它们可爱，也不会爱它们，有时候还会有伤害婴儿的想法，甚至行动。

谢丽尔·贝克曾访谈过多名产后抑郁的女人。“我不能像其他人一样正常爱她，这让我更内疚了。你就是没法对孩子感觉良好。你内心里满是负罪感”，一个女人这样说。另一个女人说道：“我只是完成这些动作，保证我的宝贝吃饭。我就像是一个机器人。我把她抱起来。我给她喂奶。我把她放下。我在屋里走来走去，像个僵尸。”毫无疑问，抑郁的母亲不再爱孩子了。她们丧失了这种本能。哈根说，产后抑郁就像母亲罢工，她用以退为进的方式跟男人谈判，要他让步，要他操心，要他这边承担更多责任。这在女人压力较大时更可能发生。研究发现，假如孩子是不小心怀上的，她本来就没打算要，怀孕之后很后悔，甚至有过堕胎的计划，女人就更容易抑郁。这支持了产后抑郁的进化观点：抑郁是女人在撤资，她要减少损失，即使她也不知道自己为什么这么做。按盖洛普的观点，这是生娃后动手脚。

子痫前期则是在怀孕时动手脚。它是导致胚胎死亡的重要原因，常常发生在怀孕后的前三个月。这一现象发生的内在机理是：受精卵的滋养层细胞异常，侵入母亲的子宫螺旋动脉，导致内皮细胞的功能失常，胚胎得不到充分营养而中断发育，于是发生子痫前期。跟其他哺乳动物不同，人类卵细胞受精之后，不会立马着床，而是在怀孕后的第三个月末经历一次深度的滋养层植入过程。这一过程假如正常，受精卵的滋养层细胞就会修改子宫螺旋动脉，从而获得充分的营养供给，要是不正常，就会导致子痫前期，孕妇就会出现高血压和蛋白尿。

盖洛普从进化角度解释了子痫前期。他说，当来自伴侣的投资模棱两可、令人生疑，女人就会以壮士断腕的方式，偷偷把身体里的胎儿干掉，这就是子痫前期的缘故。该怎么检验这个假设呢？盖洛普想到的是，精子陌生度可作为伴侣投资不可靠的指标。一个稳定的可靠伴侣，经常待在女人身边，因此两人有事没事滚床单，精子陌生度就低。相反，无论是阻隔避孕、人工授精、频繁更换性伴侣，还是同居时间较短，都可能增加精子陌生度。

需要说明的是，现代社会，导致精子陌生度增加的线索，可能跟伴侣投资没关系，比如阻隔避孕和人工授精，有可能这样的男人还很可靠，但女人的身体不这么想。身体是进化的产物，它没理性，会自发地对某些线索起反应。这些线索，至少在石器时代，跟伴侣不可靠有关，即便现在没关系了。举个极端的例子，女人的身体在经历人工授精时，跟它遭遇强奸时相比，在精子陌生度上相同，两者都是一次性的，这时精子陌生度极高。

很多证据都表明，陌生精子容易引发子痫前期。有人调查了近9000名澳洲女性，她们要么是自然受孕，要么是捐精受孕，发现后者更容易出现子痫前期。还有人发现，捐精受孕最容易在多次受孕的女人身上引发子痫前期——她的身体每次都要面对不同精子，精子陌生度只能一路走高，不断飙升。自然，除了精子陌生度不同之外，捐精受孕和自然怀孕还有受孕方式的区别。使用伴侣的精子人工受孕，这时发生子痫前期的可能性低于捐精受孕。显然，即便采用同样的受孕方式，陌生精子还是更危险。

既然产后抑郁和子痫前期都是女人的防御反应，都是对男人投资不可靠的一种反制。那么，能用同样的思路理解害喜吗？这其实就是盖洛普的想法。

他认为，胎儿跟母亲既熟悉又陌生，毕竟它有一半基因来自父亲。于是，作为一个外来者，胎儿会引发母体的免疫反应。在怀孕后的前三个月里，母亲厌食、恶心和呕吐，就跟免疫反应有关。它类似于子痫前期，也是一种防御机制。为了缓解症状，就得让母体尽量熟悉胎儿，熟悉胎儿的前身——受精卵，熟悉构成受精卵的精子。换句话说，在母亲怀孕之前，假如她有足够时间熟悉精子，害喜反应就会减轻。她的身体会对这颗精子更包容，而不是把它当成可怕的入侵者。

陌生精子假设很有趣，适合作为饭桌上的谈资，就像开胃小菜一样，但它的营养价值到底不如正餐。有人还真相信这个说法，专门写了一篇重口味的文章，名字就叫“口交能治愈害喜吗？”不过，盖洛普对害喜的解释，在我看来，很牵强，说不通。按照他的说法，跟一个男人生过多个孩子的女人，她的害喜反应会越来越弱，因为精子陌生度不断降低。可实际情况是，怀孕次数跟害喜的关系很模糊，有人发现初次怀孕的女人更容易害喜，也有人发现多次怀孕的女人“症状”更明显。另外，这个假设没法解释害喜跟食物之间的关联，也没法解释为什么害喜能减少流产。因此，陌生精子假设似乎停留在了“有趣”的位置上，离“靠谱”还有一段遥远的距离。

说到有趣，还有个观点不得不提。有人认为，害喜是一种沟通信号。要理解害喜，必须考虑女人隐蔽的排卵期。排卵时，女人屁股不会肿，不会红，也不会发出强烈的刺激性气味，而这些现象在很多灵长类中都有，她们喜欢在这时候打广告。毕竟，这是受孕的黄金时段。但女人不一样，她们排卵信号很微妙，看不到。在多伊奇看来，这种“设计”带来一个问题。在没有语言的石器时代，女人要告诉别人自己的排卵状态很麻烦，因为她们的屁股不肿不红，也没气味。害喜能解决这个问题。无论是恶心还是呕吐，其实都在传达一个信号：这个女人怀孕了！这个信号告诉周围的人，她现在需要额外的照顾、帮助和保护，也需要额外的食物，还需要减少跟丈夫做爱的次数。

不过，这一假设很可疑。在隐蔽排卵方面，人类不是唯一的例外，比如黑长尾猴的排卵期也不明显，可它们的“女人”怀孕后并不呕吐。而且，除了分娩前一个半月的敏感期以外，怀孕期间做爱对孩子并无影响，而这种情况下的大部分时间里，女人都没有害喜反应。另外，假如害喜是为了沟通，那么在没人可沟通时，害喜应该更强烈，但没有证据支持这一点。这种假设也不能解释，为什么有的社会中女人不害喜，难道她们不需要沟通吗？最后，说实话，女人有必要通过呕吐来宣告自己怀孕了吗？这种代价高昂的信号看起来很傻。要知道，害喜最早出现在怀孕后的第 6 周，此前，女人就有很多怀孕信号可以选择，发送给自己的爱人和家人，比如每月一次的大姨妈突然不来了，比如乳晕变暗，这些信号都很明显，也不用劳师动众，至少比一整天吐来吐去、折腾自己要好。

同样，这个观点有趣，但不靠谱。

普罗费假设

现在，我们知道，害喜不是拉锯战，不是对付陌生精子，也不是发信号，告诉别人自己怀孕。那么，女人到底为何害喜？真正的答案跟一个女人有关，她就是玛姬·普罗费，一个富有传奇色彩的进化心理学家。说她传奇，是因为普罗费不是科班出身，本科学政治哲学，毕业于哈佛，还在伯克利拿了物理学的学士学位。不久，她又见异思迁，跑去西雅图，在华盛顿大学读数学，还在天文学系担任访问学者。几年之后，普罗费返回哈佛，继续学数学。普罗费几乎没学过心理学和生物学，但20世纪90年代开始，她陆续在顶级学术期刊上撰文，提出了不少独到的假设，引发了学界的热烈讨论。批评者认为她的观点缺少证据，但支持者认为她很有创意。特别值得一提的是，普罗费以前所未有的方式，把进化论跟现实生活联系起来，别开生面。普罗费获得了不少学人的认可，人类学家唐纳德·西蒙斯和毒理学家布鲁斯·埃姆斯都看好她。她也不负众望，35岁时拿到了麦克阿瑟奖。这是美国政府专门为有潜力的天才学者颁发的奖项。但这不是传奇的全部。2005年，普罗费失踪，七年之间杳无音讯。2012年，有人在波士顿街头发现了她，失魂落魄，一副备受贫困和疾病折磨的样子。有人猜测她有精神分裂症，也有人说是躁狂抑郁症，可这些都是捕风捉影的猜测。好在终于跟家人团聚，普罗费的传奇有了令人欣慰的结局。

前面我提到，有人认为害喜是心病，这种观点不被认可。有人会说，害喜有没有可能是身病？普罗费在提出自己的假设之前，第一步就是否定了这个观点。她认为，害喜不是病。其实，在她之前，不少人也有类似的看法。早在1940年，就有医生报告，说在自己诊所里有个怪现象：怀孕之后的前三个月，老天似乎特别眷顾厌食的女人，不厌食的孕妇易流产。这份报告没怎么引起同行关注，但十年之后的一场悲剧，昭示了它的意义，这就是“反应停事件”。20世纪50年代，联邦德国有一家制药厂，名叫格兰泰，开发了一种叫反应停的药物，具有镇定和催眠作用。更重要的是，它还能抑制妊娠反应：减少孕吐，让孕妇更舒服。这可是个天大的好消息。于是，格兰泰迅速把反应停推向市场，在欧洲、日本、非洲和拉美好评如潮。可惜，整个世界还没狂欢多久，灾难就接踵而至。许多医生发现，服用反应停的孕妇生下了很多畸形儿。不久，反应停被叫停，因为越来越多证据表明，它有强烈的致畸作用，对包括人类在内的灵长类胎儿都很凶险。这件事，最终以格兰泰的巨额赔款和反应停的全面禁售告终。人们明白了一个很简单的道理：盲目治疗不是病的病，将带来难以预料的后果。

这样看来，害喜似乎不是病，不是心病，也不是身病。阿尔巴尼医学院的恩内斯特·胡克认为，害喜是保护胎儿的一种自然反应，因为很多食物中都有致畸物，会干扰胎儿的正常发育。比如，咖啡、酒精饮料和烟草，都能导致胎儿畸形。胡克的观点启发了普罗费，她于是提出了自己的看法。

普罗费说，几乎任何一种植物都有毒。它们不是要跟僵尸大战才这样。这些毒素，是它们用来对抗天敌的武器。植物的天敌包括草食动物、昆虫和真菌。毒素是一种没有营养的植物成分，能引发天敌的不适反应。简单地说，植物通过制毒保护自己。每一种植物都有好几种拿得出手的毒素，有的甚至多达几十种（可能因为仇家太多）。有的植物制造的毒素数量惊人，几乎会占到它体重的10%。面临较大的活命压力时，植物会自发地加快制毒步伐。当捕食者摄入毒素以后，它们的神经、肾脏、肝脏、内分泌系统、新陈代谢和繁殖机能都会受影响。有些影响很短，有些则持续很长时间，还有一些甚至会致命。很多人都知道，断肠草、草乌和葫蔓藤有毒，不能吃。其实，很多能吃的植物，包括一些看起来天真无邪的蔬菜和水果，也有毒，比如苹果、香蕉、橙子、樱桃、芹菜、卷心菜、毛豆、肉豆蔻和马铃薯。这些毒素能诱发细胞变异（诱变剂），有些还致癌（致癌剂）。在芹菜和防风草的根里，有一种叫花椒霉素的致畸剂。而在卷心菜、球芽甘蓝和花椰菜中，则含有一种叫异硫氰酸烯丙酯的致癌剂。

兵来将挡，植物的天敌也不是吃素的。面对植物阴险的下毒手段，它们进化出了见招拆招的能力。比如，有的动物根本不吃植物有毒的部位，只吃毒性较低或没有毒的部分。它们的肝脏则能解毒。不过，即便很多毒素对成人无害，但也可能给胎儿带来危险。有句话说，谈毒性不谈剂量是耍流氓，但谈剂量不谈对象也是耍流氓。马铃薯含有不少毒素，能导致很多哺乳动物的胎儿畸形，但对母亲没影响。全世界最依赖马铃薯的国家是爱尔兰，它也是两种胎儿畸形发病率最高的国度，一种是无脑畸形，一种是脊柱裂。两者跟爱尔兰人酷爱马铃薯有关。普罗费提到一个案例。在美国加州乡下有一农户，家里出了怪事：一只小狗、一只小羊，还有一个婴儿都得了名为"弯曲小腿综合征"的骨骼畸形。原来问题出在家里的母山羊身上，它吃了羽扇豆，而羽扇豆含有一种名为臭豆碱的致畸物。于是，这种致畸物从母羊嘴里跑到腹中，又潜伏在乳汁里，懵懂无知的小山羊、小狗，还有人类的小婴儿，都被有毒的羊奶给害了。大家集体中毒，无一幸免，可始作俑者的母山羊自己倒没什么事。

普罗费还留意到，在怀孕的前三个月里，女人的身体会发生一些变化，可能也起排毒作用。比如，她们的胃肠运动减弱，从而让食物在胃里存更长时间，在通过小肠时速度变慢，这些有助于毒素排出体外。还有，这一时期，进入循环系统的毒素能被更快地过滤掉。

于是，普罗费推测，说害喜也有类似作用，它能排毒。怀孕时，胎儿很脆弱，特别是在前三个月里，人类胚胎正处于器官形成的关键期。因此，为了保护胎儿不被植物毒素伤害，母亲的身体就会启动保护机制，按下害喜按钮，形成一道防线。这道防线由厌食、恶心和呕吐构成：厌食和恶心负责提前预警，防止母亲吃含有较多毒素的食物；呕吐则是亡羊补牢，唆使母亲把有毒的食物排出来。这就是害喜的普罗费假设。

有些证据支持普罗费假设。比如，孕妇的味觉和嗅觉能力跟常人有别。她们的鼻子很灵敏，以前没留意到的气味也能留意到，而以前觉得好闻的气味现在可能没感觉，甚至难闻。味觉有类似的改变。这些现象在怀孕后的前三个月最明显。来自瑞典、英国和日本的调查发现，有这些经历的孕妇多达76% ~93%。普罗费说，鼻子变灵敏，口味变刁钻，都是在提高身体的警戒级别。难闻的气味一出现，厌恶和恶心的感觉就追上来，这是身体在启动应急措施。肉类和奶制品会因为霉菌入侵而腐败，油烟中含有很多致畸物和致癌物，它们的气味也会让身体拉响警报。这一时期，很多人不愿尝试新食物，也可能跟灵敏的鼻子和挑剔的嘴巴有关。

看起来有道理。不过在20世纪90年代，普罗费假设依然是假设，不是得到明确证据支持的理论。到了2000年，转机出现，进化生物学家保罗·谢尔曼搜集了很多证据。谢尔曼兴趣广泛，早年研究松鼠的警戒呼叫现象。这事很有趣，我多说几句。值班的地松鼠对周遭的动静很警觉，一旦发现敌情，马上吹口哨，通知其他地松鼠，于是大家伙一窝蜂地逃命，溜之大吉。这么做很英雄，让人钦佩，但值班的地松鼠自己也暴露了，这不是找死吗？进化会青睐这种貌似自杀的助人行为吗？谢尔曼发现，地松鼠不怕危险，自我牺牲，其实是为了保护家人，保护自己的父母兄妹和七大姑八大姨。没想到令人咬牙切齿的裙带风，也能吹出这么温情动人的一面。这个发现，后来被《科学》刊登。

言归正传，谢尔曼为普罗费假设找到了期待已久的证据。它们确凿无疑地指出，倘若普罗费假设不能帮我们理解害喜，恐怕没有其他假设能做到这一点了。普罗费假设，已经不再仅仅是一个单纯的假设了，还是一个得到了诸多证据支持的理论。

早前，胡克认为害喜是为了对付酒精、咖啡和烟草。但普罗费摇头，说这些食物不是进化史上的常见敌人，它们都是农业文明诞生之后才出现的。在数百万年的进化环境中，人类必须找到大量可食用的植物，吃它们的果实、种子和根茎叶。因此，植物毒素才是孕妇的死对头。平时吃菜没什么，可怀孕时婴儿太娇弱，容易被植物毒素伤害，于是女人进化出了抗毒的办法，即害喜。

但谢尔曼对普罗费的这个说法，也不太同意。他认为，人类食物中潜伏的敌人，比植物毒素更可怕的是各种微生物，它们能致病。因此，怀孕早期，让女人害喜的食物清单里，必须加上肉类这一项。此外，普罗费说害喜是为了保护胎儿，但它其实也保护母亲。就在同一时期，母亲的免疫力会下降，她也需要保护。这很奇怪：在胎儿最需要保护时，它的保护人却变弱了。其实，这是母亲投鼠忌器，不得已而为之。这时，她没法开足马力，让免疫系统正常运作，甚至超常发挥，因为这样做，第一个受害者将是自己腹中的胎儿。胎儿跟母亲的关系很复杂，前面讲的拉锯战理论已有阐述。简而言之，胎儿有一半基因不是来自母亲，它跟母体并不完全一样。于是，免疫系统很可能会把它视为异己分子，甚至是可怕的入侵者，必欲杀之而后快。真这样就麻烦了，毕竟这时胎儿脆弱，各个器官正在分化形成。为了更好地保护胎儿，母亲的免疫系统会收敛，降低防御级别，以免误伤孩子。但这种安排又带来了新问题，即母亲自身被暴露于各种微生物面前。

这个棘手问题，交给了害喜反应。谢尔曼说，害喜是为了保护母婴，防止她们受毒素和微生物侵害。这个普罗费假设的升级版，得到了诸多证据支持。

首先，害喜总出现在婴儿最脆弱的时期，即怀孕后的第 6 周到第 18 周。这一时期，婴儿各种器官开始形成，毒素和微生物能导致胎儿畸形。在胎儿最脆弱时，母亲的厌食反应最强烈，两者高度重合恐非偶然。毕竟，这时厌食能对胎儿提供最必要的保护。其次，母亲厌恶的应该是含毒素或病菌的食物，而喜欢的食物中应该很少有它们。谢尔曼整理了 40 多个跟食物厌恶或食物渴望有关的研究。他发现，孕妇最讨厌的是肉类、鱼类、家禽和蛋类，以及咖啡饮料。当然，酒类和蔬菜也名列其中。而她们最喜欢的是水果、果汁、甜食、巧克力和乳制品。显然，肉类、鱼类和家禽容易含有微生物，而蔬菜、咖啡和茶含有毒素，酒精则能导致胎儿畸形——胎儿酒精综合征就是它干的坏事。相比之下，孕妇喜欢的食物中很少有微生物或植物毒素。再次，害喜不影响胎儿健康，反而还会减少流产。谢尔曼统计过，在包括 22000 名孕妇在内的多项研究中，有害喜的流产率低于没害喜的，害喜强烈的流产率低于不强烈的。最后，害喜是为了对付植物毒素和微生物，因此跟吃什么东西大有关系。前面说过，害喜很普遍，但普遍性有差别，日本高达 84%，而印度只有 35%，甚至有的地方没有女人害喜的记录。谢尔曼分析了七个没有害喜记录的传统社会，发现他们不怎么吃肉，而以谷物为主。谷物本身含有极少的植物毒素，干燥的谷物也不容易生虫和传染疾病。这时，害喜没多少必要，因此就没出现。

谢尔曼的证据很有说服力。不过，除他之外，支持普罗费假设的还有人类学家丹尼尔·费斯勒。跟谢尔曼一样，他对普罗费假设也没有照单全收。费斯勒说，跟肉类比起来，蔬菜对人的威胁简直是小菜一碟。毕竟肉类比蔬菜更容易传播疾病。这一点，他跟谢尔曼可谓英雄所见略同。不过，费斯勒的独特贡献在于，他还从微量元素的角度考虑，认为肉类中富含铁元素，因此会给孕妇和胎儿带来新威胁。

奇哉怪也，铁元素难道不是人体必需的吗？这个事实，稍有常识的人就都知道。的确，新陈代谢离不开铁，因为很多生化反应都需要酶作为催化剂，而各种酶都含有铁元素。不过，除了这个常识，另一个常识就是，铁元素还是各种微生物的粮食，它们都要吃铁，靠铁来生存和繁殖。而且，铁元素在体内富集还会造成铁中毒，这也会给胎儿带来危险。简单地说，铁不是越多越好。

这么一来，一个诡异的现象似乎不难理解了：孕妇是这个世界上缺铁人士的代表，一半左右的孕妇都有缺铁性贫血。贫血原因，一方面是发育中的胎儿需要铁元素，它们把母体内的铁拿走了，另一方面是母体没补充足够的铁。这恰有可能是一种限制体内微生物繁殖的策略。费斯勒留意到，孕妇缺铁在整个怀孕期都存在，到了后期更严重。在怀孕后前三个月，胎儿最脆弱，母体此时并不严厉限铁，因为胚胎细胞的生长和繁殖都需要铁。这一时期，母体对铁元素的吸收率增加了九成。但即便如此，整个妊娠期内，母体内的铁元素含量都在不断下降。这或许可视作母体对铁元素的宏观调控，能减少自身被微生物感染的风险。

此外，孕妇的其他饮食偏好也有类似作用。在苏拉威西岛的托拿加人之中，米饭是当地的主食，可怀孕的女人都不喜欢吃米饭，她们宁愿只吃谷物。谢尔曼提到，有多个传统社会无害喜现象，这些社会有一个共同点：米饭都不是主食。孕妇讨厌米饭，喜欢谷物，原因何在？费斯勒认为，这是因为，谷物中含有丰富的植酸，它能结合铁元素，从而减少食物中铁的生物活性，防止被身体吸收。而精白米中，植酸含量还不到谷物的一半，它们结合铁元素的效果自然差了很多。说白了，这还是母体在控制铁元素，还是在保护胎儿。

孕妇的小疯狂，终于可以告一段落了。

吃土的秘密

我把孕妇吃土称为大疯狂，其实它跟害喜这种小疯狂有关联。按照普罗费假设，害喜是为了对付微生物和毒素。那大疯狂呢？费斯勒认为，也是这目的。普罗费和谢尔曼也是同样看法。黏土是一种天然的吸收剂，能跟被摄入体内的微生物和毒素结合，防止它们被身体吸收。此外，黏土还能覆盖在体内消化道的表面，就像给消化道穿了一层防护服，从而减少了毒素对它们的侵害。自然界中许多有毒食物，比如橡子和野生马铃薯，用黏土混合之后，都可以吃。不过，味道未必鲜美，但这也比中毒的待遇好。北美洲有两支印第安部落，他们吃东西时喜欢拌点土。这是因为，他们平常吃的食物又苦又涩，前者意味着生物碱的存在，后者则是单宁酸导致的。黏土能中和它们的毒性。

在饮食上玩疯狂游戏的，绝不仅仅是人类。许多动物也是吃土俱乐部的成员。坦普尔大学的阿尔伯特·沙茨研究鸟类。他在新几内亚岛发现，这里的鸽子、鹦鹉和凤头鹦鹉都吃土。有趣的是，它们并不是饥不择食，有土就吃，而是精心挑选，毫不含糊。它们喜欢吃能解毒的黏土，其中含有能中和马钱子碱、奎宁酸和单宁酸的物质。在它们吃的许多植物种子和未成熟的果实中，这三种毒素很常见。沙茨发现，被挑中的黏土要比其他黏土解毒能力高一半。两名研究者库尼和斯特鲁萨克报告，说他们在桑给巴尔岛研究红疣猴时，观察到这群猴子吃木炭。这很可能是因为，木炭跟高岭土一样有吸附性，可用于中和毒素。其他人之前就发现，在吃含有单宁酸的植物时，黑白疣猴和猕猴都吃土，吃高岭土。在 2004 年的一本书里，营养学家碧翠丝·亨特提到，许多动物饲养员每周会给袋鼠喂上好几磅红土，因为经验告诉他们，红土能治疗袋鼠常见的一种口腔病，类似于犬科动物中的黑舌病。加拿大的威廉·马哈尼等人研究山地大猩猩。在草原旱季到来时，这些山地大猩猩就吃土，吃风化的表层土。马哈尼分析了它们的食谱，发现在旱季时菜单中会增加不少植物，这些新食材含有较多毒素，于是山地大猩猩通过吃土排毒。

不过，动物吃土还可能有其他作用。有人观察到，非洲象吃土。瑞士研究者格雷戈尔·克劳斯采集了不少土壤样本，有些来自于非洲象经常光顾的地方，有些则来自于其他地方。对比之后，他发现，前者含有丰富的钠、钾、钙、镁、磷、锰等微量元素，而后者没有。这暗示非洲象吃土是为了补充营养。灵长类学家玛丽·奈泽维奇观察过一群野生猕猴，发现大部分猴子的肠道里都有寄生虫，有的是一种，有的好几种。但令人纳闷的是，她观察了很久，也没有发现这群猕猴拉肚子。奈泽维奇发现，这群猴子大多数都爱吃土，其中含有的高岭土和蒙脱石能抗菌和止泻。看起来，它们会食疗，知道怎么给自己看病，既当病人，也当医生。

这样看来，食土疗法好处很多。马哈尼特地指出，在现存 200 多种灵长类中，有吃土记录的多达 39 种，其中包括跟人关系最近的大猩猩和黑猩猩。我们的灵长类亲戚很聪明，它们为什么吃土？整理了相关研究之后，马哈尼认为有四种解释比较靠谱：第一，补充微量元素；第二，排毒；第三，治疗腹泻；第四，调整身体的酸碱度。费斯勒也提到，说除了对付毒素和微生物之外，孕妇吃土还有一个重要作用，就是补充钙元素。黏土中含钙。其他孕妇喜欢吃的怪异食物，比如木炭、草木灰、粉笔和蛋壳，也都含钙。这么一看，疯狂的孕妇并非不可理喻，她们跟其他动物一样，通过吃土的方式排毒和补钙。这不是疯狂，这是食疗。

不过，有一点必须说清楚：有食土癖好的动物，包括人，它们吃的时候很挑剔：不吃混凝土，不吃满是砂砾的土，也不吃脏兮兮的土；它们吃的不是一般的土。内蒙有一女孩，七岁起就吃土，每年少则三两多则两斤，已经吃了十多年。她说，自己只喜欢像面粉那样的干土，它们是土黄色的，土质细腻。很多土含有激素和肥料，不合她胃口，她不吃。亨特也提到，许多人吃的是干土，有些甚至要烘焙，这些都能减少黏土中的有害物质。这样看来，吃土是一门学问，有人无师自通，驾轻就熟，而大多数人未必擅长。疯狂不是傻狂，需要有资本，有能力，有品味。

如果说吃土是疯狂，那吃石头就是傻狂了。曾几何时，中国人还真这么干过。魏晋时期，不少名流爱吃五石散，说白了，就是赤裸裸地吃石头，据说始作俑者是何晏。他们为什么吃石头？有人说是随大流，名人提倡，粉丝效尤，没什么道理可言。不过，哪怕是五石散这样的石头粉末，也有一定的药效，能壮阳，能治疗溃疡和湿疮。可惜，这些石头副作用太大，一不小心就能吃死人。单单在吃死人这一点上，吃石头的魏晋名流跟孕妇没法比，跟非洲象和红疣猴没法比，甚至跟鸽子和鹦鹉也没法比。这些动物都吃土，还真没听说过谁吃死了。谁聪明谁不聪明，谁高明谁不高明，恐怕不像表面上看起来那么分明。

我不劝人吃土，也不劝人吃石头。大部分人不用劝，极少数人劝也没用。

有些反应不是病

有些反应不是病，哪怕它们让人不舒服，甚至让人痛苦。这不是什么异想天开，而是进化医学的一大洞见。害喜曾被认为是病，但它对孕妇、对胎儿无害，还有好处。而且，过了那段艰难时光，它就不治而愈。相反，把害喜当成病，开药治疗，结果把很多孕妇害惨了，她们生下了畸形儿。现在，进化生物学告诉我们，害喜不是病，是一套防御机制，用来保护孕妇和胎儿，防止她们被毒素和病菌侵害。阿图·葛文德说："通常，恶心并不是一种病症，而是一种正常反应，比如搭乘车船，或是化疗、使用抗生素以及接受全身麻醉等情况都会引起恶心、呕吐。这时，病人即使没有任何疾病，仍会觉得很痛苦。"显然，他认同进化医学的这一洞见。同样，包括食土在内的异食癖，也未必是病，很可能是自我治疗，可能在排毒，可能在补充维生素，也可能是为了防止腹泻，或调整人体酸碱度。

在《我们为何生病》（*Why We Get Sick*）一书中，进化医学的两位先驱——伦道夫·尼斯和乔治·威廉斯讲了一个故事。假如你是一只老鼠，不时听到大家抱怨，说每次闻到猫的气味，它们都紧张不安，心神不宁。无论是美食、美景、美女，还是家人、孩子、朋友，跟它们有关的美好遐想都会被硬生生打断；它们再也不能忍受猫味带来的身体不适了。这时，你听说人类发明了一种神奇的药水，老鼠喝了之后就再也闻不到猫的气味。那么，你会把药水偷来，给自己的同胞喝吗？我敢打赌，你不会。因为你很清楚闻到猫的气味意味着什么，它很重要。猫味让你不爽，可它并不是病，而是危险迫近的信号，暗示可恶的猫族鬼鬼祟祟想要伏击你。它讨厌，可它重要，因为它能让你更好地活下来。

尼斯和威廉斯想说的是，闻到猫味，老鼠身心不适，这不是一种病，而是一套适应策略，是一种进化而来的防御机制。

其实，很多所谓的病状，也是防御机制。两种最常见的例子是咳嗽和疼痛。“咳嗽和疼痛常常被认为是疾病或创伤，但实际上它们不是问题，而是问题的部分解决方案”，尼斯和威廉斯如是说。咳嗽是要把进入身体的异物咳出来；假如不让人咳嗽，进入呼吸道的有害物质就可能引发肺炎。疼痛也许是消极的，可感受疼痛的能力绝不消极。当身体受损伤时，人就会疼痛，这种强烈的信号很难被掩盖，也很难被忽视，因为不重视会付出代价，代价可能很大。有一种罕见的遗传病，叫痛觉缺失症，病人丧失了痛感。他们极善于静坐，可长时间待在一处，纹丝不动。他们感受不到由此引发的身体不适，而这会使他们关节供血不足，导致组织损伤。无论是手臂擦破流血，还是手指被灼伤，他们都漠然视之。可想而知，身体的预警机制被破坏了，这样的人会有怎样的结局：他们很快就夭折了。

没有疼痛，其实并不令人羡慕，也不值得追求。

在木心的一篇小说里，他化身为一个七岁的小朋友。因为得了呼吸道感染，按院长孟医生的要求，每天坚持吃药，吃香蕉，吃鱼肝油，他以为这样就可以。但孟医生告诉他，要根治，必须切除扁桃腺。可许多年以后，他才知道，“人体的扁桃腺不应该切除，它倒是健康的守门员、报警者，但是本世纪三十年代四十年代，竟误以为去了它，大有好处。”事实上，扁桃体含有大量淋巴组织和抗体，是重要的免疫干将。对我们来说，它是朋友，不是敌人，也不是没用的人。

除了咳嗽与疼痛，发烧、发炎、打喷嚏、呕吐、疲惫和腹泻也都是人类的防御机制。其中，特别值得一提的是发烧。谁都有过发烧的经历，医生会给开退烧药，这是常识。你说发烧不是病，可能吗？其实，很多人都怀疑发烧是病。最早的一个怀疑者可能是奥地利医生朱利叶斯·瓦格纳－乔雷格。他发现了一件怪事：有的梅毒患者染了疟疾，病情居然减轻了。受此启发，他发明了热疗，有意把疟疾传染给梅毒病人。这次冒险大获成功，有1/3的人病情缓解。要知道，当时梅毒还缺乏有效治疗，这种病自然好转的概率只有1/100。因为这个贡献，瓦格纳－乔雷格还获得了1927年的诺贝尔奖。在《脆弱的物种》一书中，美国科学院院士、医学教授刘易斯·托马斯说，许多病会自我约束，自行了断；他特别提到了发烧：

> 其中的讯息就是，许多疾病实质上是自我限制的。假如没有人为的掺和，它们就会自己走完可预测的进程，而一旦走起来，就会走到头，某些病人就会自动康复。拿伤寒热来说，尽管极其凶险，能够致人死命，可是，在五到六个星期的发烧和衰弱之后，病程便会结束，约有百分之七十的病人会恢复健康。

马修·克鲁格是研究发烧的著名学者。他认为，发烧是一种体温调节策略，目的是烧死侵入体内的微生物。他找了很多证据，令人印象深刻。当冷血的蜥蜴生病时，它们喜欢爬到暖和的地方，通常要比原来的地方高2℃。如果找不到这样的“疗养院”，它们就会死。兔子和老鼠也有类似现象。幼兔缺乏体温调节能力，感染之后，会像蜥蜴一样找地方晒太阳。成兔则不然，它们能自行升高体温对抗感染。可是，假如这种“发烧疗法”被退烧药搅黄了，它们就会跟得不到温暖的病蜥蜴一样，心不甘情不愿地死掉。发烧似乎对人类抗病也有帮助。有人发现，感染了水痘的孩子，如果吃退烧药，他们恢复起来就更慢，比不吃药的孩子晚一天才好。

跟发烧一样，缺铁也得平反，它很多时候不是病，而是在抗病。在《病者生存》一书中，遗传学家沙伦·莫勒姆讲了这么一件往事。就在他十五岁那年，年过七旬的祖父患了阿尔茨海默病，家里愁云惨雾，家人闷闷不乐。可祖父的一个嗜好引发了莫勒姆的好奇：他热衷于献血，每次都自告奋勇，不甘人后。这种热心跟道德感没太多关系，祖父说自己就喜欢这种感觉，每次都让他活力焕发，神采奕奕。年幼的莫勒姆自然不明就里，其实很多成年人也不知道，放血居然有助于缓解阿尔茨海默病。现在，有一种观点认为，曾在世界各地广为流行的放血疗法，并不纯粹是一种无知而疯狂的做法。自从进入农业社会，营养不良使得不少人缺铁，但这却能保护他们抵御各种传染病，比如疟疾、鼠疫和肺结核。缺铁的人有进化优势，而放血的结果就是缺铁。后来，莫勒姆接触了血色病，才明白一个道理：铁不是越多越好。血色病就是体内铁元素过多所致，而不少得阿尔茨海默病的人也会有血色病。估计他祖父就是这种情形，因此酷爱献血，其实是自我治疗。

讲费斯勒的观点时，我谈过缺铁这个话题。这里继续。铁少，不好，容易贫血；铁多，也不好，容易中毒，还会加剧感染。铁是新陈代谢的原料，人需要；可铁也是很多微生物的粮食，它们也需要，它们靠铁繁殖。很多时候，尤其在被感染时，身体可用限铁策略（铁螯合），保证自己的需要，减少敌人的口粮，从而缓解病情。这一观点由生物学家尤金·温伯格最早提出。

1984 年，温伯格撰文指出，限铁是脊椎动物进化而来的一套防御策略，能降低感染，减少肿瘤形成。无数证据支持这一说法。比如，在遭受微生物入侵的部位，寄主会派限铁的得力干将控制局势，它们是伴清蛋白、乳铁蛋白和转铁蛋白。鸡蛋本质上就是一个受精卵，蛋黄中含有发育所需的各种营养物质，包括铁元素。问题是，铁元素同时招惹微生物，它们也吃铁。假如有病菌侵入蛋黄，后果不堪设想。别担心，自然选择给蛋黄找了一个保镖，即蛋白。蛋白中一点儿铁都没有，还含有用来绑定铁元素的伴清蛋白。这种蛋白有很强的抗菌作用，能对付很多微生物，包括革兰氏阴性菌、革兰氏阳性菌，以及各种真菌。乳铁蛋白和转铁蛋白也经常被派到病菌入侵的作案现场，它们很快把游离的铁元素藏起来，制造饥荒，饿死敌人。受感染时，病人血液中的铁元素含量会下降，肠道吸收铁元素的能力也会减弱。这种代谢变化跟感染强度有关：病情加重，身体的限铁措施更强硬；病情好转，身体缺铁的情形会缓解，甚至消失。这就是聪明的身体，通过加铁或减铁，对付微生物和感染。

根据温伯格的统计，自从 1965 年以来，多达数十项研究一致表明，通过某种方式，使身体缺铁，就能缓解病情。相反，假如给身体补铁，很多时候都会加重病情。这种情况，在实验室动物身上不断得到验证，成了老生常谈。即使在人类中，不少记载也表明，盲目补铁不是好事，常常好心办坏事。南非祖鲁人容易得阿米巴病，可得病的大多是男人。研究者调查了很久，才发现这事跟喝啤酒有关。男人喜欢用铁杯喝自家酿的啤酒，而且一喝起来就没完，人多时喝得更欢。女人很少喝，因此吃的铁也少。此外，她们每月一次来大姨妈，定期放血，也减少了身体里的铁元素。于是，女人不怎么得病。跟南非祖鲁人不同，东非马赛人很少得阿米巴病，感染率不到 9%。可是，有好事者热心地给马赛人补铁，结果一年后，高达 83% 的马赛人都成了阿米巴病的受害者。此外，补铁的马赛人不少还得了疟疾，而没补的就没这问题。更诡异的是，就是这同一批好事者，还在索马里的游牧部落里干过同样的傻事。补铁的索马里人很多被感染，没补铁而被感染的极少。

盲目补铁，不啻为好心做坏事。

再说一遍，有些反应不是病，尽管它让人不舒服。不过，我得再提醒一下，说发烧不是病，当然不意味着发烧就不需要打针吃药了，也不是说不管烧多厉害都没问题。绝不是这样。作为对抗病菌的手段，发烧是有限度的，正常情况下只能在一个狭小的温度区间内，比如很多动物中是2℃，高了就降，不到就升。此外，即便是一种防御机制，发烧本身也有代价。发烧会增加身体的能量消耗，还能暂时抑制男人的生育功能（可能睾丸被热晕了）。更厉害的话，发烧还能导致谵妄、惊厥，甚至永久性神经损伤。发烧再好，也不能天天发，更不能对任何烧都听之任之。诊断和治疗，还是要听医生的。尼斯也这么说。进化医学不治病，它是深入理解病，帮助寻找新方案。

我们看到，把非病症状当成病来治，有问题。反应停事件就是教训。但另一方面，即便症状是病，是否要不惜一切代价来治，也值得商榷。在《最好的告别》一书中，阿图·葛文德以沉重的笔触写道：

> 这是一个现代社会才有的悲剧，并且已经重演了千百万次了。当我们无法准确知道还有多少时日时，当我们想象自己拥有的时间比当下的时间多得多的时候，我们的每一个冲动都是战斗，于是，死的时候，血管里留着化疗药物，喉头插着管子，肉里还有新的缝线。我们根本是在缩短、恶化余下的时间，可是这个事实好像并没有引起什么注意。

葛文德这是有感而发。他发现，很多老人哪怕到了癌症晚期，都不会放弃任何一次求生的机会，会不断尝试化疗，很多医生甚至也不考虑其他，只想着不惜一切代价，使用一切手段，杀死癌细胞。但结果很可能是，癌细胞没死，它不断转移，不断壮大，而老人死了。相反，不那么激烈和激进的善终服务，反而效果更好。葛文德找到了不少证据。在一项研究中，研究者跟踪了好几千名末期癌症患者和末期充血性心脏病患者。他们发现，不管是否参加善终服务，很多癌症患者的存活时间没区别。对这些病人而言，积极治疗的效果跟消极治疗（其实就是不治疗）没区别。令人惊奇的是，善终服务似乎还能延长某些病人的存活时间。平均而言，胰腺癌患者多活 3 周，肺癌患者多活 6 周，充血性心力衰竭患者则能多活 3 个月。“其中的教训几乎具有禅意：只有不努力活得更长，才能够活得更长。”葛文德如是说道。

简而言之，在某些时候，无为而治，恰恰是最好的选择。在葛文德看来，有些治疗会让病情恶化。积极治疗并不总是最好的选择。我想，托马斯会同意葛文德，但他还会加上一个理由：医学是一门年轻的科学，除了治疗，有很多因素都起作用。

在《最年轻的科学》一书中，托马斯说，医学的前身是巫术，它真正变得科学、成为科学，只有几十年的历史。因此，他把医学称作最年轻的科学。从前有很多病所以能治好，其实是医生运气好，他们瞎猫碰到了死耗子。托马斯记得，父亲刚开诊所不久，就有了第一个病人，他是一个尿中带血的男人。父亲给他检查，留了尿样，做了化验，但没做诊断，因为他也不知道这是什么病。于是，父亲给病人一瓶治贫血的药，让他几天后再来；这样，他就有充分时间查书了。不料，到了约定那天，病人兴冲冲地登门拜访，他病好了。就在几个月的时间里，父亲成了城里的神医。但托马斯和父亲都知道，这纯粹是误打误撞。

> 即便是有最严重症状的病人，事实上也能痊愈，至少其中有些人会痊愈。只有极少数像狂犬病那样的疾病才会使人必死无疑。多数的病可能使一部分人死去，但放过另外的一些人。如果你属于运气好的一个，同时旁边又有个既坚定又有见识的大夫，你就会相信是那位大夫救活了你。早在我还坐在我父亲出诊的车内前座时，他就教导我：如果我将来当了大夫，一定要注意，千万不要相信这一套。

除了运气，安慰剂也能起很大作用。进化心理学家巴拉什在《神秘人》中提到，平均而言，安慰剂的有效性高达33%，而且成本很低，没有副作用。托马斯也说："安慰剂过去一直是医学的支柱，唯一的本领。"这些都意味着，在真正的治疗之外，有很多因素都能帮人抗病。这样看来，有些反应不是病，有些病未必要治。即便是病，治未必就好。治也有风险和代价。而且，对不少人来说，这些风险和代价会给他们带来痛苦，甚至比疾病本身带来的痛苦还大，还不可忍受。了解病不易，治疗病更难。真正的治疗绝不只是一件技术活。

我得打住了。还是让我们回到病身上。若隐若现，一个可怕的对手藏身于本章的文字中，我多次提到它。它像隔壁的幽灵一样，潜伏在我们身边，一有机会，就把我们推入疾病的深渊。它，就是下一章的主角——微生物。

第二章

幽灵在隔壁

一个人若因身体机能紊乱而无法完成预期的任务，这人就将被同类视为“有病”，而在这类生理机能紊乱中，又有许多源自与寄生物的接触。

——威廉·麦克尼尔《瘟疫与人》

对大部人来说，生物上没有什么比寄生虫的生活方式听起来更龌龊的；但是这些生物确实构成了生命多样性与生态的一个主要部分，虽然我没有办法找到喜欢它们的理由，但我们确实需要了解他们。

——史蒂芬·古尔德《干草堆中的恐龙》

蟑螂和其他昆虫组织内含有整个整个的器官，都是纯粹由细菌构成的，紧紧地挤装在一起。完全不知道它们在那儿干什么，只知道它们很重要，一代一代传下来。如果用抗生素把它们消灭掉，昆虫就会慢慢衰弱、死亡。

——刘易斯·托马斯《脆弱的物种》

这是14世纪的一天，意大利佛罗伦萨。一场突如其来的瘟疫，降临在这座原本繁华的都市，犹如天谴。

> 这瘟病太可怕了，健康的人只要一跟病人接触，就染上了病，那情形仿佛干柴靠近烈火那样容易燃烧起来。不，情况还要更严重呢，不要说走近病人，跟病人谈话，会招来致死的病症，甚至只要接触到病人穿过的衣服，摸过的东西，也立即会染上病。……下层阶级，以至大部分的中产阶级，情形就更惨了。他们因为没有钱，也许因为存着侥幸的心理，多半留在家里，结果病倒的每天数以千计。又因为他们缺乏适当的医治，无人看护，几乎全都死了。白天也好，黑夜也好，总是有许多人倒毙在路上。许多人死在家里，直到尸体腐烂，发出了臭味，邻居们才知道他已经死了。

多年以后，文学家薄伽丘写了一本书，名叫《十日谈》，谈男欢女爱。不过，就在这本纯粹的爱情故事集中，薄伽丘也花了不少笔墨，谈这场瘟疫。前面的引文就出自《十日谈》。这到底是一种什么病呢？薄伽丘不知道，他能做的，就是记录：

> 染病的男女，最初在鼠蹊间或是在胳肢窝下隆然肿起一个瘤来，到后来愈长愈大，就有一个小小的苹果，或是一个鸡蛋那样大小。一班人管这瘤叫"疫瘤"，不消多少时候，这死兆般的"疫瘤"就由那两个部分蔓延到人体各部分。这以后，病症又变了，病人的臂部、腿部，以致身体的其他各部分都出现了黑斑或是紫斑，有时候是稀稀疏疏的几大块，有时候又细又密；不过反正这都跟初期的毒瘤一样，是死亡的预兆。

这种罕见而可怕的病，后来被称为黑死病。它杀死了2500万欧洲人，很多地方十室九空，百里无人烟，而其罪魁祸首被认为是鼠疫杆菌，一种肉眼看不见的微生物。除了鼠疫杆菌，包括病毒、细菌、真菌、蠕虫、原虫在内的不计其数的微生物，都能引发疾病。这些病原体多是狠角，来者不善，杀人无算。16 世纪，西班牙人入侵美洲，数百万印第安人被迅速消灭。他们绝大多数不是被征服者的火枪打死，而是死于天花、疟疾、麻疹等传染病。1918 年，第一次世界大战刚结束，西班牙流感就骤然爆发。在这场史无前例的瘟疫中，全世界 10 亿人被感染，4000 万人丧命。可以毫不夸张地说，传染病是人类历史上最可怕的刽子手。它们夺去的生命，比所有战争、非传染病以及自然灾害加在一起的总和还要多。

自然，死神践踏贫民的茅屋，也践踏帝王的城堡。传染病夺小人物的命，也夺大人物的命。人类的名声远不如传染病强大。丢勒死于疟疾，尼采死于梅毒，黑格尔死于霍乱，笛卡尔死于肺炎，伯格森死于风寒，林徽因死于肺结核，梁遇春死于猩红热……

有人说，传染病是过去式，至少现在没那么可怕了。的确，在发达国家，更多的人死于慢性病而非传染病，传染病已不再是大明星。但放眼全世界，传染病时代远未结束，它们依然活跃。许多新发传染病接踵而至：艾滋病、埃博拉出血热、军团病、莱姆病……不少旧传染病也卷土重来：肺结核、肝炎、疟疾、霍乱……全世界有一半人依然受疟疾威胁。在过去 20 年里，美国患百日咳的人数急剧增长 10 倍。作为传染病世界的不老传说，流感更是从来没有被征服过。它就像一个小恶魔，不停地捉弄人，而人又捉不住它，只能眼睁睁看它逍遥法外，任它为非作歹。

情况不妙。这些可恶的家伙，就像隔壁的幽灵，时不时就跳出来，找人麻烦：让人不适，让人生病，甚至让人丧命。它们真是赤裸裸的麻烦制造者。问题来了：寄生虫为什么跟人作对？为什么很多传染病，我们即使再努力也消灭不了？有人说，我们跟寄生虫是欢喜冤家，只要相处得足够久，它们对我们就会有感情，不会把我们弄死，是这样吗？也有人说，寄生虫都是恐怖片大导演，它们玩起阴谋来，能把你吓得毛骨悚然，这是为什么？还有人说，别一棍子打死，有的寄生虫是老朋友，少了它们作伴还真不行，我们不只会孤单，还会得怪病，这又是怎么一回事？还有，面对隔壁的幽灵，我们难道真的束手无策吗？

答案，将在本章揭晓。

矛与盾的协同进化

广袤的非洲大草原，生意盎然，也危机四伏。一只猎豹悄悄逼近，蹑手蹑脚。这时，远处吃草的瞪羚警觉起来，它似乎嗅到了死亡的气息，伺机要逃。不能犹豫，猎豹一跃而起，像箭一样射出去，瞪羚四散而开，撒腿就跑。这一幕，不知道在大草原上演了多少回。猎豹是陆地上跑得最快的动物，时速可达一百多公里。可瞪羚也不是吃素的，它反应敏捷，跑得也快，即使最快速度比不了猎豹，但耐力比敌人强得多。

表面上，猎豹跟瞪羚是死敌，不共戴天，可是从进化的角度看，它们又是彼此的设计师，相互成全。数千万年前，猎豹跑得没有今天这么快，瞪羚也没有今天这么敏捷。但是，某一只猎豹因为基因突变，或别的什么原因，它的速度超过了其他猎豹，于是捕到了更多瞪羚，留下了更多后代。这样，跑得慢的猎豹就被淘汰了，它们没有多少子嗣，逐代而亡。猎豹群里，越来越多的成员变成了神行太保。瞪羚这边，善于逃命、行动敏捷的机灵鬼活了下来，留下更多后代，而反应迟钝的倒霉蛋成了猎豹的口中餐，一代一代，它们慢慢断子绝孙。于是，瞪羚群里，越来越多的瞪羚成了逃命高手。

这种现象，进化生物学家称之为“协同进化”。有人把它形象地称之为“军备竞赛”。还有人把它叫做“红皇后原则”，这个名字跟《爱丽丝漫游仙境》里的一个场景有关。刘易斯·卡罗尔在书里写道，红皇后抓住爱丽丝的手，坚持认为她们在跑，可实际上，两个人一直在原地。

> “好了，在我们国家”，爱丽丝说，仍然有点儿气喘吁吁，“你一般会到别的地方——如果你跑得快，而且跑了一段时间，就像我们现在这样。”“一个缓慢的国度！”红皇后说，“现在你看，你必须不停地跑，才能待在原地。如果你想去其他地方，你的奔跑速度必须是现在的两倍！”

事实上，寄生虫跟寄主之间的关系，跟猎豹和瞪羚很像。大自然设计了寄生虫这种微生物，它们是生物界的微型捕食者，捕捉比它们个头大的动物，但又不立刻杀死对方，而是把对方当成家，在这个家里吃喝拉撒，生儿育女，过完自己的一生。寄生虫附着在寄主的表面或体内，早已不能独立生活，只能靠对方的身体提供营养。这也是一种生活，不劳而获，损人利己。

想必每个寄主都不怎么情愿，被龌龊的寄生虫骑在头上，予取予夺，作威作福，而自己当牛做马，为人作嫁。可是，天地不仁，以万物为刍狗，进化造就了寄生虫，也造就了寄生这种生命的存在模式。大自然不专为寄主考虑，也不专门站在寄生虫这一边。它是一个伟大的导演，喜欢看精彩的戏，还把它保留下来，代代流传。什么是精彩？逃过自然选择横扫的镰刀，在亿万斯年的进化中脱颖而出，自己没被天敌杀死，但比同类中的其他个体留下的后代多，子又有子，子又有孙，子子孙孙，无穷匮也。这就是进化意义上的精彩，其反面是不精彩，是被淘汰。许多寄生虫都不是成心找人麻烦，跟人作对。毕竟，它跟你无怨无仇，只是在以自己的方式谋生罢了。

不过，客观而言，寄生虫会给寄主带来伤害，寄主是人也不例外。没有哪位寄主享有豁免权。比如，寄生虫以寄主身体为食，这就是在夺取寄主的营养。有的寄生虫个头大，假如子孙又多，就可能对寄主部位造成挤压和损伤。还有，寄生虫吃喝拉撒的排泄物、分泌物，以及死后尸体的分解物，可能对寄主的身体也有害。

既然寄生虫来者不善，那我们直接把它们干掉不就行了？这是一个思路，以暴制暴，简单利索。问题是，你可以用木棒打昏一匹狼，但你能用它打死一只蚊子吗？想对付肉眼难以捕捉的寄生虫，谈何容易。不过，寄生虫也有自己的克星，那就是抗生素，这是一类能抑制和杀死寄生虫的化学物质，自然界中很多，人工合成的也不少，最有名的恐怕就是青霉素了。既然抗生素能杀菌，那就用它对付寄生虫，问题不就解决了？

马克·吐温讲过一个笑话，说戒烟很容易，他已经戒了好几百次了。同样，对付寄生虫很容易，抗生素已经消灭它们好几百次了。

曾几何时，抗生素的发现让人大受鼓舞，大家满心欢喜，以为消灭各种病原体只是一个时间问题。但很快，他们就发现，这场持久战远未结束。面对一片狼藉的战场，如果非要说点什么，那就是在已结束的战役中，胜负已分，可胜利女神却没有站在人类这一边。我们遇到了古希腊神话中的九头蛇怪，你砍掉它一个脑袋，它马上长出两个新脑袋。这是一个困局，盲目解决它跟盲目补铁一样，只会让局面更难看，问题更难办。

蕾切尔·卡森很早就留意到这一点。在《寂静的春天》这本书里，她大声疾呼，抨击触目惊心的环境污染。卡森说，包括滴滴涕在内，许多化学制剂以杀虫为能，却没想到，所谓的害虫杀不胜杀，好像永远杀不完，越杀越多，越杀越强大。原因无他，害虫进化快，能迅速产生抗药性。卡森举了很多案例，按蚊就是其中一种。

> 对滴滴涕产生抗性的第一种疟蚊是希腊的按蚊。一九四六年开始全面喷洒，并得到了最初的成功；然而到了一九四九年，观察者们注意到大批成年蚊子停息在道路桥梁的下面，而不待在已经喷过药的房间和马厩里。蚊子在外面停息的地方很快地扩展到

了洞穴、外屋、阴沟和橘树的叶丛和树干上。很明显，成年蚊子已经变得对滴滴涕有足够的耐药性，它们能够从喷过药的建筑物逃脱出来并在露天休息和恢复。几个月之后，它们能够待在室内了，人们在房子里发现它们停歇在喷过药的墙壁上。

其实，在很大程度上，抗药性是制药工业制造的一个怪物，它们为抗药性的进化提供了最有利的条件：凡是能被抗生素杀死的病原体都被淘汰了，凡是杀不死的都有抗药性。它们像野草一样疯狂生长，下一代的病原体很快就都有了抗药性。民众滥用抗生素，更是助纣为虐，加快了抗药性增强的步伐：抗药性不太强的被淘汰，抗药性更强的受青睐，而大量使用的结果，就是病原体的抗药性不断增加，一代又一代的抗生素克星被人为制造出来。本质上，抗生素跟病原体之间的关系，就是猎豹跟瞪羚的关系，它们协同进化，不断奔跑。可悲的是，这种狂奔，朝着失控的方向，人已深受其害了。

现在，病原体抗药性的快速进化，早已成了医学界的常识。借用进化生物学家斯蒂芬·斯特恩斯的话："假如英国发明了一种新的抗生素，那么半年后，抗药性菌株就会出现在英国的大多数医院里，两年内，同样的菌株就会出现在香港。"青霉素出现于 1941 年，当时抢救了无数生命，因为一开始产量低，价格比黄金还贵。但仅仅过了三年，有些霉菌的菌株就有了抗药性，青霉素对它无效了。显然，在寄主跟寄生虫的追逐竞赛中，跑得更快的是寄生虫。在很短的时间里，它们就能繁殖下一代，而且生得很多，数以千万计，这样就能保证自家香火不断，永续流传。

我们处境不妙。更不妙的是，人有时候还会招惹寄生虫，自讨苦吃。很多动物，无论是家养的，还是野生的，都有寄生虫。两种动物之间亲缘关系越近，彼此接触越频繁，寄生虫就越可能从旧居迁到新家，从旧寄主跳到新寄主身上。它跟旧寄主相处得不错，因为协同进化了数百万年，寄生虫跟旧寄主之间达成了和平协议，它的毒性通常不强。问题是，它跟新寄主可能就没这交情，也没签什么协议，于是，新寄主多半被它整得半死不活，甚至命丧黄泉。艾滋病病毒原来寄生在非洲绿猴身上，但绿猴没事，人碰到它就倒霉。绿猴跟人都属于灵长类，这病毒很容易从猴传给人。引发非典型肺炎的冠状病毒，从前在果子狸身上，但人吃野味，冠状病毒也就从一种哺乳动物传给了另一种。自然，人招惹寄生虫，很多时候是无意为之。比如，19 世纪开发巴拿马运河，很多工人得了黄热病，他们不知道埃及伊蚊是黄热病毒的帮凶。昏睡病由携带锥体虫的采采蝇传播，但非洲人毁林开荒时也不知道这回事。

寄生虫可不管你有意无意。招惹它，它就折磨你。

寄主操纵和毒性进化

很多时候，寄生虫并不是故意跟人作对，要害人，但它们寄生在人体内，客观后果就是使我们身体不适，甚至生病。这是一种情形。但还有另外一种情形，比这更有戏剧性，也更有阴谋论意味。进化生物学家称之为寄主操纵。换句话说，寄生虫有时候会为了自己的利益，改变寄主的行为，让它为骑在头上的寄生虫效劳，而不是为自己服务。

有个经典的寄主操纵案例，肇事者和受害者都是鸟。有一种杜鹃自己不孵蛋，把蛋下在喜鹊巢里，让喜鹊帮它孵。杜鹃想不劳而获，自己当甩手掌柜，让喜鹊当奶妈，义务劳动。自然，喜鹊未必答应。不过，杜鹃也不好对付，它会操纵喜鹊：听话的，它没意见；不听话，它就捣乱。有人发现，哪只喜鹊拒绝帮忙，它的巢就会遭到杜鹃的攻击，未来的小喜鹊就性命堪忧。无赖的杜鹃还会卷土重来，继续把蛋下在不配合的喜鹊巢里。这其实就是杜鹃在“教育”喜鹊，让它别敬酒不吃吃罚酒，最好跟自己合作。这种教育带有“讹诈”和“勒索”的意味。不管怎么说，杜鹃是要改变喜鹊的行为，让喜鹊做对杜鹃有利的事。这就是寄主操纵的精髓：操纵寄主，为我所用。

很长一段时间里，寄主操纵没怎么被人关注。生物学家都在忙更重要的事，谁也没把心思放在这些小不点身上。这种情形，正如进化生物学家霍尔丹所言，“每当人们尝试指出自然选择如何运作时，被加以考虑的结构或功能，要么就是保护个体免受自然力如寒冷和天敌的侵害，要么就是有助于获得食物和配偶”。显然，小小的寄生虫还没进入研究者的法眼。不过，自从 1980 年以来，不少科学家关心起寄生虫。因为越来越多的证据表明，它们能改变寄主的行为，从而更好地完成自己的寄生生涯。

其实，早在 1976 年出版的《自私的基因》一书中，道金斯就谈了两个寄主操纵的案例。微孢子虫侵入面象虫体内，促使它继续合成保幼激素，从而保持幼虫状态，甚至长得比成虫块头还要大，从而不断为自己提供营养。而在正常状态下，面象虫会适时停止分泌保幼激素，转为成虫。蟹奴虫的手段更下作。它寄居在螃蟹身上，把细足插入对方睾丸或卵巢中啜饮，如同吸管插进了果冻里。事实上，蟹奴虫阉割了螃蟹，于是螃蟹就不会把资源浪费在繁殖上，而是像被阉割的其他动物一样，不停地长肉。蟹奴虫就为自己制造了一座会移动的粮仓。

很多寄生虫并不从一而终，而是在不同寄主之间转移。这也难不倒它们。有一种绦虫寄生在老鼠体内，把老鼠变得又胖又笨，行动不便。这样，老鼠就很容易被狐狸逮住，而绦虫也就能进入下一个寄主体内。有一种吸虫能从蜗牛体内跑到海鸟身上。蜗牛被它感染后，会傻乎乎地爬向光秃秃的海岸，爬到一个容易被发现的地方。这样，盘旋在天空的海鸟很容易就发现这些不要命的敢死队员，轻易把它们吃掉，吸虫也就顺理成章搬到了新家。弓形虫寄生在老鼠体内，但它需要在猫科动物身上才能繁殖。它操纵老鼠的方式也很巧妙：被感染的老鼠会迷恋猫的气味，见到猫也不像正常老鼠那么害怕。更令人惊奇的是，这些中招的老鼠不喜欢其他天敌的气味，见到貂还是会逃。换句话说，这种迷恋似乎有针对性，为猫科动物量身定做，貂没有这份福利，因为它不属于猫科。弓形虫不会在它体内生儿育女。

除了弓形虫之外，棘头虫和铁线虫也是搬家的好手。棘头虫寄生在钩虾体内，但它需要在家禽体内才能变为成虫。在棘头虫的潜伏期，幼虫无感染性，钩虾也没什么危险，一切正常。但一旦进入感染期，幼虫就会发威，钩虾随之行为大变，喜欢游向有光的地方，它以前从来不这么干。于是，钩虾很容易就被家禽吃掉，棘头虫搬家成功。铁线虫寄生在蟋蟀身上，但它繁殖时需要进入水中，而正常蟋蟀不喜欢水。这不要紧，一旦感染，非正常蟋蟀就会适时跳入水中淹死，而铁线虫也就能得偿所愿了。有人发现，被感染的蟋蟀，“自杀”而死的概率是正常蟋蟀的8倍。这些寄生虫靠什么操纵寄主，目前还不清楚。但很多人认为，它们多半是分泌化学激素，扰乱寄主的正常决策，从而莫名其妙地“找死”或“自杀”。

寄生界的大明星，是一种名叫肝片吸虫的小蠕虫，它经常出现在各种科普书里。这种蠕虫寄生在动物肝脏内，但它经常要从一只动物体内转移到另一只体内，喜欢旅行，中途逗留的“客栈”不少。不过，这条迁徙之路很坎坷。想象一下，路途的起点是在一只绵羊的肠道里，一只吸虫母亲在里面产下无数虫卵。这些虫卵会随着羊粪排出体外。假如不出意外，蜗牛会吃下粪便，吸虫卵就开始孵化。这是它们入住的第一家客栈。年幼的吸虫会随着蜗牛分泌的粘液被推送出来，而蚂蚁以之为食。于是，它们又进入蚂蚁体内，这是第二家客栈。但这不是旅途的终点；吸虫还得回到绵羊体内，才能繁殖。读了前面案例的读者就都知道，许多寄生虫会把某个寄主变成另一个寄主的食物，可绵羊不吃蚂蚁，怎么办呢？不要发愁。这些吸虫很聪明，它们一进入蚂蚁体内，就直奔控制台，爬到蚂蚁的脑袋里，修改它的神经系统。于是，这只蚂蚁就被脑控了。白天，它很正常，该干什么干什么。可是，每到傍晚，凉风习习，这只蚂蚁都会偷偷离开家，找到一片绿草地，爬到草叶尖上，躺下不动，一副想死的模样。要是第二天没被绵羊吃掉，它会如法炮制，继续尝试，不达目的，誓不罢休。这样，这种蠕虫就顺利回到了另一只绵羊体内。接着，它们就会像自己的前辈一样，安家，产卵，等着它们孩子的传奇故事再一次上演。

有人说，别逗了，这是在讲故事吧，还是恐怖的鬼故事。寄生虫有理性，能思维吗，还操纵寄主？这是误解。寄生虫改变寄主行为，不管靠的是什么，有没有意识，都不重要。重要的是，寄主随之做出的行为假如对寄生虫繁殖有利，那么，这种“操纵”就会受自然选择青睐，就会保留下来，铭刻在它们的基因里，一代一代，传承下去。人类有最发达的意识，因此才会自恋，夸大意识的作用。但事实上，在进化的眼里，行胜于思，行动就是一切。至于这种行动是一时兴起，还是深思熟虑，凭感觉还是靠思考，都不重要。进化不需要有意识的参与，寄生虫对寄主的“操纵”可以完全靠本能，不带有任何意识、理性、逻辑的影响。

即使还有不少细节不清楚，但很多进化生物学家都在认真对待寄主操纵这一现象。2012 年，《寄生虫的寄主操纵》（*Host Manipulation by Parasites*）由牛津大学出版。道金斯为这本书写了前言。其中有这么一段话：

> 要是有人问我，在我看来，达尔文式适应的象征是什么，也就是说自然选择无情荣耀的最高点在哪里，自己大概会犹豫：是非洲猎豹在烟尘中追上了慌乱逃命的猎物，还是一只海豚游动起来毫不费力的流线体型？是粘毛虫被塑造成了一个瞎子，还是猪笼草悄无声息、不动声色就溺死了苍蝇？但我认为，自己终将站在寄生虫操纵寄主行为这一边，这些行为将服务于寄生虫的利

益。这些操纵手段巧妙绝伦，令人惊叹，但同样也冷酷无情，令人恐怖。不需要挑什么特别的例子，在这本精彩的书中，每一页都是。它们的暗黑智慧，令人毛骨悚然。

把自己想象成面象虫、螃蟹和蚂蚁，体会一下被寄生虫操纵的感觉，你一定不舒服，甚至会抗议，大喊：你们太龌龊了！我有同感。不过，这里提到的例子局限于其他动物，我没有说人。那么，在人类中，有没有寄主操纵呢？

当然有，但不那么惊悚。咳嗽，有可能是身体要把肺里的病原体咳出去，这对寄主有好处。但也有另一种可能，这其实是病原体的一个花招，它能借此寻找下家。喷嚏也是，通过急速喷出的飞沫，感冒病毒逃逸到空气中。感染了蛲虫的孩子，其肛门奇痒无比，那是蛲虫产卵导致的。于是，他们就忍不住抓挠，指甲缝里就藏了很多蛲虫卵。通过孩子的手，这些虫卵遍布各处。被其他孩子的手碰到之后，假如他们不洗手就吃东西，蛲虫就能进入体内，找到新寄主。霍乱时人会腹泻，但腹泻不只是一种症状，它还能帮霍乱弧菌进入水源，继续污染。被疟原虫感染后，人疲乏无力，懒得动弹，这也能帮蚊子找到目标，轻松下手，顺便带走众多疟原虫，下次再叮咬就能感染新寄主。

总之，人生了病，很多行为改变都能帮着寄生虫传播。换句话说，我们被利用了。

现在，气氛有点儿压抑。虫施虐，人受害，这景象令人不快。但有一种看法不那么悲观，认为随着时间的推移，寄生虫对寄主的伤害会减少，即它们的毒性会降低。否则，毒性太强，寄主被杀死，寄生虫不也成了无家可归，无处可寄？这似乎有道理，也令人欣慰，但未必对。不少传染病的毒性的确减弱了。梅毒刚出现时，病人从头到膝，满是恶疮，不久溃烂，身上的肉不断剥落，数月之内，必死无疑。现在，梅毒已不像它的祖先那么暴虐。历史学家麦克尼尔讲过另一个案例。英国人早年把野兔引入澳洲。因为缺少天敌，于是野兔迅速繁殖，数量骤增，还跟绵羊抢牧草吃，影响羊毛产量。于是，澳洲政府对野兔开战，把一种粘液瘤病毒植入野兔体内。就像印第安人第一次遭遇天花，澳洲野兔对这种病毒毫无抵抗力，大批大批中招，大批大批死掉。不过，粘液瘤病毒的毒性也逐年下降。第一年，它们杀死了几乎所有的感染者。但到了第七年，四分之三的野兔感染了都能活下来。

但是，所有寄生虫的毒性都会慢慢减弱吗？不少人认为是这样，接触久了，毒性减弱，寄生虫跟寄主和谐相处。这很美好，但不是全部真相。麦克尼尔说："在某些情况下，它们依然处在与人类宿主的生物调试进程的早期阶段；当然，我们也不应就此假设，长期的共存必定导致相互间的和谐无害。"默认日久生情，默认寄生虫待久了就会对寄主好，这不过是人的一厢情愿。要知道，寄生虫不会考虑你，它在乎的是如何更好地寄生。只要能更好地寄生，不管对你好，对你不好，它都无所谓。

在它眼里，你是工具，不是目的。

进化生物学家保罗·埃瓦尔德研究毒性的进化。他认为，毒性不会自然减弱，这跟病原体的传播模式有关。病原体的毒性变弱还是变强，并没有明确的趋势。假如某种寄生虫的传播需要人移动，需要人跟其他人接触，那么毒性强就对它不利，因为这会减弱人的移动，进而妨碍自身传播。相反，假如病原体不需要人移动，也不通过接触传播，那么毒性强就更好。疟疾和霍乱就是这种情形。

埃瓦尔德还说，人可以尝试操纵毒性的进化。同一病原体的不同变种之间存在竞争，有的毒性强，有的毒性弱。同一病原体也可能有不同的传播模式，有的可通过接触和空气传播，有的可通过残食和污水传播。于是，我们可以设计一种环境，使得毒性弱的病原体受青睐，而毒性强的病原体被排斥，或使得弱毒性模式更流行，就能降低病原体的毒性。这一假设得到了初步支持。1991 年，秘鲁爆发霍乱。随后几年，霍乱殃及其他南美国家。但这些国家供水系统不同，有的先进，有的落后。根据埃瓦尔德的预测，倘若供水清洁，霍乱不能通过污水传播，病原体毒性就会减弱，因为这时保证寄主能移动很重要，它要通过接触传播。反之，缺乏清洁供水，病原体毒性就会增强，因为这时排泄物进入污水，会感染更多人，寄主走不走动不重要。结果跟预期一致：供水最先进的智利霍乱症状最轻。

减少水源污染，以预防和控制霍乱。这在小说《霍乱时期的爱情》中也有所体现。乌尔比诺医生是书中的男主角之一，他从法国留学归来后，就采用强力手段，制止了本省最后一次霍乱流行。他的强力手段是什么呢？“他督促建设了城里的第一条高架水渠、第一个下水道系统，还建起了有篷顶的市场，使原本垃圾成堆的灵魂湾符合了卫生标准。”一年之后，霍乱就得到了控制，即便作为常见病偶尔发生，但再也没有变成令人谈之色变的瘟疫。马尔克斯写道：“没有一个人怀疑，是乌尔比诺医生严格的医疗措施创造了奇迹，效果比他的宣传还要切实有力。”

当然，被寄生虫利用很容易，利用寄生虫难。但埃瓦尔德的思路很好，至少比滥用抗生素高明。那其实是人为树敌，而且敌越树越强，越树越多。战胜一个敌人，又来一个敌人，敌无穷尽。可怜的人只能跟在后头跑，永远追不上敌人进化的脚步。

寄生虫狡猾、凶恶、龌龊，但人也不是没有办法。自然选择给了它们矛，也给了我们盾。

免疫，靠身体也靠行为

珍·古道尔研究黑猩猩，发现它们很合群，常一起理毛，花几个小时相互捉虱子。但有一年，一场传染病袭击了它们，有只名叫麦格雷戈的黑猩猩得了脊髓灰质炎。他的腿残废了，只能用手托着身子往后挪，或者用其他笨拙的法子移动身体。它也没法控制膀胱，小便失禁。于是，麦格雷戈挪动身体时，总有一堆嗡嗡叫的苍蝇跟着。病毒摧残了它的身体，但更令它痛苦的还包括被其他黑猩猩孤立，排斥。古道尔记下了自己观察到的情景：

> 这一时期，总共有32只成年和青年黑猩猩来到过营地，其中17只朝那个残废的雄性走去……只有9只成年黑猩猩走近了……其中，只有4只实际上碰了他（2只动作有冒犯性）……汉弗莱可能是唯一的黑猩猩，他在离这个可怜雄性20米的地方睡觉……或许最令人震惊的是，在过去的24小时里，他没参加过一次社交理毛。

故事令人悲伤，但其中的逻辑并不复杂：躲开那个得了传染病的家伙，它很危险！

自然选择给了我们两副盾。第一副盾是身体免疫系统。病原体进入体内，我们有体液免疫，靠炎症反应，靠白细胞来对付入侵者。除此之外，我们还有定点清除的办法，合成抗体，专门对付某一种病原体。不过，生物学家祖克和斯托尔认为，身体免疫不是万能的，也不是免费的，它有自己的代价。比如，可能发生识别错误，把朋友当敌人，结果自己攻击自己。身体免疫需要耗能，可能影响其他身体机能的运作。专门把一批细胞培养成敢死队员，担任抗体，有可能破坏这些细胞原有的功能。最后，身体免疫跟市场调节很像，有滞后性，只有病原体侵入体内，它才会应答，而不能未雨绸缪，御敌于国门之外。

因此，身体免疫很好，但也不能动不动就用，更不能滥用。其实，要是能提早预警，提早应对，也许更好。有人发现，很多动物都有抗感染行为。假如草被粪便污染了，山羊就会跑到别的地方去吃草。我小时候放羊多年，印象中的确是这样，它们也爱干净。还有人发现，雌牛蛙会本能地远离被肠虫感染的同伴，不会游到它附近。躲开麦克雷戈的黑猩猩，或许也是怕感染，才远远躲开它。

在进化心理学家马克·舍勒看来，这些都是行为免疫。也就是说，除了动用身体免疫，跟各种微生物在自己体内短兵相接之外，动物也会尝试着改变行为，以减少感染，不战而屈人之兵。显然，很多行为都是逃跑战术，发现敌人就远离，避免接触，因为微生物不像狼豺虎豹，可以用火枪打死，用毒箭射死。它们太小，太多，紧贴皮肤，甚至就在体内，这也令人投鼠忌器。但也不是只有溜之大吉，比如很多牲畜的皮肤都会抽动，以甩开叮咬自己的蚊蝇。马和牛的尾巴还能抽打，赶走它们。把蚊子拍死或电死，也是行为免疫。

舍勒认为，行为免疫分两步：第一，发现敌人；第二，对付敌人。第一步也不容易，毕竟绝大多数病原体，肉眼看不见，拿放大镜也不行，人只能通过某些线索来判断。但这也有问题，毕竟所有线索都不完美：有人鼻子痒，但他没感冒；有人鼻子不痒，但感冒了。这时候怎么办？自然选择给出的默认选择是：宁可弄错，不能放过。于是，很多没病的线索，可能会被当成有病，而不是相反。这是行为免疫的第一个特点：敏感。

行为免疫还有第二个特点：灵活。假如你发现一个咳嗽的美女，难道一定会远远躲开？这要看躲有什么好处，有什么坏处，要是好处大于坏处，躲就好，否则未必，说不定勇敢走上去，大方地打招呼，交个朋友更好。也就是说，发现敌人了，是否会躲避，会排斥，受很多因素影响。舍勒说，好几种情况下，人都容易动用行为免疫：首先，认为自己体质弱，易生病。其次，当下环境暗示有较多病原体，比如一条臭水沟，散发刺鼻气味，人容易被感染。最后，倘若某一地区病原体密布，频繁爆发传染病。说白了，在这些情况下，行为免疫很划算，人就倾向于动用它。

很多身体变化，因为脱离常态，容易被认为是病状，因此招致歧视。舍勒有个学生叫邓肯，她发现，人们下意识里认为破相者有病，一个脸上有胎记的家伙会让人不舒服，让人想逃。老年人在西方人那里有类似的待遇。残疾人和肥胖者也是。在《中国人的气质》一书中，美国传教士明恩溥写自己的观感，说中国人缺乏同情心：

> 人们普遍认为，跛子、盲人（尤其是瞎了一只眼的人）、聋子、秃子、斗鸡眼，都是要避免接触的人。似乎身体有缺陷，品质肯定也同样有问题。据我们观察，那样的人虽然不会被残忍对待，但他们也很少获得同情，而在西方人们会给予慷慨而自然的同情。

明恩溥的观察也许属实，但这样的现实显然不是中国特色。既不是中国古代的特色，也不是中国近代的特色。这是一种普遍现象，其他时代，其他国家，都有。在印度的种姓社会，低种姓的人被歧视，甚至有些被称为“不可接触的人”。美国人露西·格里利出书，名《面孔的自传》，写自己从小因为患癌，下巴不停地动手术，被割去一小部分，于是脸残。之后，她的生活也残缺起来，不少人冷漠无情地对待她：敌意、拒绝、排斥、侮辱，一个都不少。不要以为只有懵懂无知的婴儿会这样，年长的儿童甚至成人都这么干。

研究面孔的尼古拉·拉姆西做过一个现场实验。她让自己的助手当卧底，扮演行人，待在一处闹市区的人行道旁，看路人有何反应。这位“行人”会在不同时间以不同面孔示人。他要么是右眼下有块胎记，要么是同样位置有块疤痕，要么正常，胎记和疤痕当然都是假的。不出所料，看到脸残的“行人”，路人都远远躲开，离他的平均距离有一米，但如果他正常，大家会走到离他半米远的地方。这都是过于敏感的行为免疫反应，对偏离常态的身体线索小题大做。人家是否有病尚无定论，就宁信其有，不信其无，自己如临大敌，拒人千里。

党同伐异，喜欢自己人，排斥陌生人，也跟行为免疫有关。毕竟，在史前时代，自己人通常聚居一地，朝夕相处，大家身上的寄生虫也大同小异，于是彼此接触，被感染的风险小。但陌生人就不一样了，他可能携带一种致命的新病菌，而你的免疫系统不熟悉它，没抗体，跟他接触，可能就是死亡之吻。再有，陌生人不熟悉当地习俗，更可能破坏它，而很多习俗都有抗病功能。这样，排外的本能心理就产生了。福克纳和舍勒等人做过一个有趣的研究，研究排外。他们找了一批大学生，随机分为两组，一组看车祸照片，一组看病菌照片。两类照片都让人不舒服，但一类有病原体线索，一类无。这就可以对照。看完之后，评价苏格兰和尼日利亚移民，表态。这批大学生来自温哥华地区，不少人是英国后裔，因此苏格兰人算是自己人，尼日利亚人是外人。两人发现，看车祸照的学生，对两类移民没什么好感差异。可是，一看病菌照，他们就更喜欢自己人，尼日利亚移民就受歧视了。同样，分配移民广告费（在该实验中，指政府拨付的一笔资金，用于在不同国家打广告，以招聘他们中的英才移民加拿大）时，接触病菌线索也会让人私心大发，给自己人分得更多。

文化也跟行为免疫有关系。进化生物学家伦迪·桑希尔认为，寄生虫影响许多文化现象。他是一个热情的鼓吹者，不遗余力。大体而言，文化价值观可分集体主义和个人主义两类，前者强调自己和外人不同，又强调服从社会规范。亲近自己人，排斥外人，染病的风险低；很多社会规范有抗病作用，服从让人少得病。集体主义就是一种抗病的文化策略。桑希尔搜集了世界各国历史上的病原体指标，发现但凡传染病多发国家，集体主义倾向就强，反之亦然。而且，病原体指标跟集体主义的相关，主要局限于某些传染病：它们要么通过接触传染，要么通过污水、残食等传染。这就意味着，集体主义要对付的正是两类威胁：可传播疾病的陌生人，或不遵守本地规范的外人。

桑希尔还发现，传染病多发地区，有更多宗教。比如，热带地区的宗教数量远远超过温带。这可能也跟对付病原体有关。热带寄生虫数量多，种类也多，于是，基于不同禁忌的宗教就可能百花齐放，各显神通。宗教有很多饮食禁忌，都能减少传染。犹太教和伊斯兰教不吃猪肉，佛教和锡克教不杀生，其实都是行为免疫。“一旦我们开始寻找病原体影响文化的证据，”桑希尔说，“我们就会发现，我们看到的任何一个方面几乎都有它们的影响”。

在《瘟疫与人》一书中，麦克尼尔谈到了一种对抗鼠疫的习俗：

> 在土拨鼠出没的大草原上，游牧部落自有一套习俗以应对感染鼠疫的危险。这套习俗从流行病学上看相当合理，只是在解释上带有神秘色彩。根据这套习俗，土拨鼠只能射杀，设陷阱则是禁忌；活动懒散的要避免接触。如果看出哪个土拨鼠群落显出生病的迹象，人们就要拆掉帐篷，远走他乡以躲避厄运。很可能就是靠了这些习俗，草原上的人们才降低了感染鼠疫的概率。

接着，他谈到了这套行为免疫被破坏之后的结果：

> 但到1911年，随着满清王朝的土崩瓦解，长期禁止关内人移民中国东北地区的官方规定不再被遵守，毫无经验的大批关内移民追随土拨鼠的皮毛而去。由于对当地习俗一无所知，移民对土拨鼠一律设陷阱捕杀，结果鼠疫最先在他们中间爆发，并使哈尔滨市迅速成为鼠疫中心区，然后从这里出发，沿新建的铁路向外扩散。

舍勒则研究了国民性。很多文学家谈国民性，多不可信，因主观成分太浓。譬如谈中国人国民性，拿秦始皇作代表，或者找几个小瘪三，说中国人龌龊，这都不可取，也不可信，既幼稚，又无知。心理学家怎么做呢？舍勒研究国民性，用的是成熟的问卷，找的是普通人。有一个常用的人格问卷，简称“大五”，把人格分为五方面：随和性、外向性、尽责性、神经质和开放性。随和的人和蔼可亲，平易近人；外向的人朋友多，好交际；尽责的人努力进取，靠谱；神经质得分高，人就情绪不稳，喜怒无常，低则相反；开放性得分高，对世界抱好奇心，不刻板，对各种经验保持开放，低则相反。

为什么会有国民性？舍勒认为，这跟疾病有关。想象一下，有一国家，自古以来就传染病频发。那么，该国人会有怎样的国民性？很外向，到处结交新朋友？很开放，勇于尝试新事物，比如吃从来没吃过的食物？显然不会。外向、开放，在病原体密布的环境，不合时宜，也不会受欢迎，因为会染病。结果的确如此。他还发现，越是病原体少的国家，国民对性行为就越随意。泰国有人妖，但他们更喜欢西方人，他们放得开。泰国人对随意性行为的态度，远不如西方人开放。这可能就跟泰国处低纬度，各种传染病多发有关，而西方诸国普遍纬度较高，不那么频繁地遭遇各种传染病。

怕病的本能，还可能被人利用。比如，纳粹迫害犹太人之时，造势宣传，说他们是老鼠、蟑螂和蛆虫。其实，这是利用行为免疫，让人本能地逃避和排斥，厌恶被视作病原体的外人，甚至被怂恿要消灭他们。苏珊·桑塔格反对以隐喻的观点看疾病，认为不真诚。我同意，还加了一条新理由：隐喻可能有恶意。这样看来，跟身体免疫一样，行为免疫也不完美。但借着它们的保护，在跟寄生虫的持久战中，我们坚持了下来，没有被击垮，甚至偶尔还有小小的胜利。

不过，我们跟寄生虫，难道永远是势不两立的死对头吗？恐怕未必。有些寄生虫，其实是我们的老朋友。

老朋友，别来无恙？

有一首歌，歌词来自于诗人罗伯特·彭斯，歌中有这么一段：

> 老朋友怎能忘记掉，过去的好时光。
>
> 老朋友怎能忘记掉，过去的好时光。

友谊万岁，朋友！

友谊万岁，举杯痛饮。

同声歌颂，友谊地久天长！

这首《友谊地久天长》，恰是一首挽歌，献给我们曾经的寄生虫老朋友。没有它们陪伴，我们反而更脆弱，更容易生病。这有一个例子。卡累利阿人生活在靠近北极的芬兰和俄罗斯北部。两地都处在高纬度，两地的卡累利阿人拥有相同的基因。但是，有个现象令人不解：前者一型糖尿病的发病率比后者高很多。在芬兰这边，每10万人中有41个人患病，但在边境线的另一侧，每10万人中只有7个人患病。更蹊跷的是，跟一型糖尿病有关的人类白细胞抗原，在两国的卡累利阿人体内也无区别。这就是说，他们除了有相同的遗传，免疫机能也相同。可是，为什么隔着一条边境线，糖尿病的发病率会有那么大差别呢？

老朋友假设能回答这个问题。

老朋友假设，最早可追溯到19世纪70年代。当时，有一个名叫查尔斯·布莱克的英国人，发现了一个有趣的现象：春暖花开，莺飞蝶舞，许多贵族和城里人却不停地打喷嚏，不打的时候也鼻塞鼻痒，很不舒服。可是，这种花粉过敏引起的枯草热，很少在乡下人身上出现。真可谓高贵者倒霉，低贱者走运。一个世纪以后，有人在以色列调查，发现了类似的怪事：越是肮脏的地方，多发性硬化症越少见。到了1989年，戴维·斯特罗恩调查17000多名英国人，发现兄弟姐妹越多，越不容易得枯草热。有两个兄妹的人，发病率只有独生子女的一半，有四个或更多兄妹的人发病率就更低了。斯特罗恩还发现，父母学历高，家里卫生条件好，都更容易感染枯草热。兄妹多的人，家里多半穷，穷的话，家里卫生条件就差。父母学历高，家里多半不穷，卫生条件也好。这么一看，说来说去，枯草热貌似很喜欢拜访富人，因为他们家里更干净。

于是，斯特罗恩提出了老朋友假设。他认为，人体肠道内有很多微生物。除了少数坏家伙之外，很多都是我们的老朋友。在数百万年的时间里，它们跟人类的祖先协同进化。双方建立了某种合作关系。在某种意义上，甚至可以说，肠道菌群就是人体的一部分。身体免疫的正常运作需要这些老朋友帮忙。可是，现代的环境太卫生，把很多老朋友当成敌人给剿灭了，于是，免疫系统容易出现功能紊乱，导致各种过敏病和自体免疫病。这就像玩跷跷板一样，原来压住另一边的小伙伴突然消失了，你就很容易从跷跷板上跌下来，摔跟头。

还记得前面说的一型糖尿病吗？它是一种自体免疫病。芬兰的卡累利阿人住在现代化的房子里，屋子打扫得很干净，几乎一尘不染。许多孩子，从小就生活得太干净，他们没法接触足够多的老朋友。这可能就是为什么，他们比俄罗斯亲戚更容易得一型糖尿病。芬兰科学家调查了两国的卡累利阿人，比较了他们家中微生物的构成。俄罗斯那边的灰尘，含有更多的细菌种类，比如胞壁酸的数量是芬兰的20倍。有一个例子跟这很像。冷战时期，西德跟东德隔一条边境线对峙，两国维度相似，民族相同。可奇怪的是，两边哮喘的发病率不同，西德高，东德低。这跟空气污染没多少关系，因为污染更厉害的是东德。哮喘多发，很可能跟西德更发达有关，这边卫生条件更好，因此也更容易过敏。

麦克尼尔目光敏锐，他在《瘟疫与人》中提到，过度清洁也会导致疾病：

> 一个引人注目并具有讽刺意味的现象是，出现了因清洁过度而引发的新疾病，突出的例子是20世纪急性脊髓灰质炎的日渐流行，尤其是在格外注重卫生细节的阶层当中。在传统社会，人们大多经婴儿期轻微感染，获得了对脊髓灰质炎病毒的免疫力，却不会出现非常显著的症状；然而，那些讲究卫生、谨防接触病

毒的人，等到长大后遭遇该病，则往往会发生严重的下肢瘫痪甚至死亡。

在过去半个世纪中，过敏病的猖獗跟现代生活方式的扩张同时进行。以哮喘为例，从 1980 年到 1994 年，美国的发病率增加了 75%。目前，据世界卫生组织统计，全世界有两亿多人患哮喘。在世界范围内，富国的人比穷国的人更容易过敏。不少研究发现，富国孩子的肠道菌群，在数量和种类上都跟穷国孩子不同。以瑞典和巴基斯坦为例，前者婴儿肠道内出现革兰氏阴性菌的时间晚。植入后，这些婴儿常会携带同样的细菌达数月之久。但在巴基斯坦，婴儿肠道内的细菌种类更多，且经常更新。非洲儿童跟欧洲儿童也不一样。跟后者相比，前者粪便中含较多拟杆菌，较少厚壁菌和肠细菌。此外，只有前者肠道内存在能水解的纤维素和木聚糖的微生物，这就使得他们体内有较多短链脂肪酸，有助于缓解肠道炎症。

其他发现也支持老朋友假设。20 世纪 90 年代，萨达弗·法鲁基和朱利安·霍普金发现，假如有人小时候服用过百日咳疫苗或使用过抗生素，他们长大后就更容易得哮喘、湿疹和枯草热，他们的发病率比其他人高一倍。在德国、奥地利和瑞典的乡村，有人调查了 6 ~ 13 岁的孩子，他们跟父母住在一起，其中有的是农民，有的不是。研究者询问了这些孩子哮喘和枯草热的病史，还抽取了他们的血样化验。在这些孩子的寝具上，灰尘中内毒素越多，他们越不容易得哮喘、枯草热和其他过敏病。有两种炎症性肠病同样跟卫生状况有关。无论是居住在城里，教育水平高，还是社会地位高，都是克罗恩氏病和溃疡性结肠炎的危险因素。相反，假如童年时有过呼吸道感染和肠胃炎，都能降低这两种肠病的发病率。

有两个跟史坦纳学校有关的研究，同样富有启发性。瑞典研究者发现，跟普通学校相比，史坦纳学校的学生很少过敏。他们只吃当地生产的有机食品，特别是富含乳酸菌的发酵型蔬菜；避免接种疫苗；

尽量少用药，特别是抗生素。在新西兰，研究者调查了从史坦纳学校毕业的学生。他们发现，假如学生在一岁时用过抗生素，他们患哮喘的概率就是其他学生的四倍。而且，抗生素使用越频繁，患哮喘的可能性就越高。

在很多老朋友当中，特别值得一提的是蠕虫。蠕虫靠肌肉收缩而蠕动，故有此名。包括扁虫、线虫、蛲虫、钮虫、蛔虫、鞭虫在内的众多寄生虫，都属于蠕虫（蚯蚓的祖先也是蠕虫）。生物学家格雷厄姆·鲁克认为，蠕虫对过敏病的免疫调节很重要。许多研究发现，蠕虫多的地方，人不容易过敏。在埃塞俄比亚，美洲钩虫多的地方，气喘的发病率就低。在台湾的中学生中，有过蛲虫感染的人很少有哮喘和鼻炎。在巴西的贫民中，感染过曼氏血吸虫病的人，得了哮喘症状会比较轻。越南、加蓬和委内瑞拉都曾在学校开展过除虫运动，轰轰烈烈，但得各种过敏病的学生迅速增加。无论在北美还是西欧，蠕虫感染的降低跟一型糖尿病的增加同步出现。在鞭虫感染率超过10%的国家，多发性硬化症极为罕见；但在鞭虫感染较少的地区，这种病就常见。

不过，这些都是相关研究，我们并不知道，蠕虫感染和过敏谁是因，谁是果。

幸运的是，目前有两项研究为因果推断提供了可能。尼尔·林奇等人在委内瑞拉进行一项过敏的干预研究。他们找了一批贫民窟的孩子，这些孩子患有程度不同的蠕虫感染。尼尔惊奇地发现，假如延长治疗过程，也就是给孩子服用更长时间的抗蠕虫药，他们的过敏就会加重。相反，安慰剂治疗虽导致蠕虫感染加剧，但也伴随着过敏症状的缓解。阿根廷的乔治·考利尔等人对十多名病人追踪研究了七年之久。这些人都有多发性硬化症，但有的人被蠕虫感染，有的人则没有。考利尔发现，有蠕虫感染的人病情没恶化，没蠕虫感染的人病情则不断加重。有趣的是，有个病人被蠕虫感染，觉得不舒服，服食杀虫药，结果多发性硬化症迅速恶化。不到一年，他的症状就跟从前没被蠕虫感染的人一个样了。长期以来，医学界对多发性硬化症束手无策。这些发现，打开了一扇希望之窗。有人已开始进行医学实验。他们把猪鞭虫卵植入病人体内，这种蠕虫能启动免疫反应，但又不会带来可怕的感染。这个小实验的结果令人振奋，病人的症状要么没恶化，要么有好转。这真是个好消息。

不过，特别要提醒的是，绝大多数病毒都没有这种防护效应——除了甲肝病毒。在意大利的军校生中，患过甲肝的学生高空过敏症的发病率只有其他人的一半。圣马力诺的全国性调查得到了类似的结果，携带甲肝病毒的家伙，患各种过敏病的可能性降低了四成。在英国的阿伯丁，甲肝病毒携带者气喘的患病率也比普通人低很多。绝大多数病毒，都不是人类的老朋友。甲肝病毒之外，其他病毒还没发现对人体有什么好处。在老朋友的名单上，我们可以写蠕虫，写其他寄生虫，但似乎没充分理由加上病毒。

老朋友在场，有助于抑制各种过敏病和自体免疫病。一缺席，反而容易出问题。但老朋友的好不止于此。在新陈代谢和营养吸收方面，肠道菌群也有功劳。此外，它们把守我们的肠道，还能防止外来病原体的入侵。毕竟，那也是它们的家园。不过，要是我们犯了傻，不辨敌友，做亲痛仇快的事，用抗生素和杀虫剂到处追杀它们，情况就不妙了。那时，老朋友被害惨了，或死或伤或失踪，阵地没有了守卫，外面的病原体长驱直入，侵入我们体内，占据我们的肠道。这些病原体可不是好东西，我们就有罪受了。现代社会过敏病和自体免疫病的猖獗，或许在某种程度上，就是老朋友遭虐待的结果。

我们以为干净好，越干净越好，却不知道水至清则无鱼，人至察则无徒。身体太干净，常常要生病。

微生物跟人之间，其实存在另一种关系，这就是老朋友假设暗示的和谐共生。这是一种常被忽视的现实。自然界中有很多共生现象。

在《猿猴的把戏》中，灵长类学家达里奥·马埃斯特里皮埃里多次提及，鱼类中的清洁工跟客户相互协作：体型娇小的清洁工帮大鱼清洁口腔，保持健康，而担任客户的大鱼则为小鱼提供食物，大家各得其所。

在《水母与蜗牛》中，刘易斯·托马斯提到，在那不勒斯海域，有一种海蛞蝓，属于裸鳃动物。它身上寄生着类似水母的东西，永久性地固着在它口器的腹侧表面上。但最初的情形，你恐怕怎么都想不到。在海蛞蝓年幼时，它身形极小，水母的触手抓住它，吞入自己伞状的身体里。不料，猎物会反扑，还贪得无厌，吃水母的辐管，再吃周边，最后吃触手。这样，海蛞蝓慢慢长大，而水母几乎被吃得一干二净，只留下一个寄生物，安然无恙，附在海蛞蝓嘴边。这种奇特的寄生关系，让托马斯大发感慨："只有这个种的水母，也只有这个种的裸鳃动物，才能够走到一起，这样生活。而且，更加令人惊奇的是，它们不能以任何别的方式生活。它们只有互相依赖才能生存。它们不是真正的自我，它们明明白白是异己的"。

大概是你死我活的生存斗争被过分强调，被大肆渲染，这让托马斯不以为然。谈到外星人，不少人（尤其是美国人）总有一种默认假设，他们是敌人，他们很可怕。在无数科幻电影中，来自其他星球的外星人都被刻画成坏人，想要控制地球，甚至消灭地球人。这是一种自然的延伸：假如尖牙利齿、杀伐不已就是生物界的主旋律，那么外星人狰狞可怕、图谋不轨就再自然不过了。可在托马斯看来，这是夸大其词；他屡屡提及生物界的共生关系。在《细胞生命的礼赞》一书中，他这样写道：

> 我们所知的大多数有生之物的相互关系，基本上是合作关系，是程度不同的共生关系；看似敌对时，它们通常保持距离，其中的一方发出信号和警告，打旗语要对方离开。一种生物要使另一种生物染病，那需要长时间的亲近、长期和密切的共居才能

办到。假如月球上有生命，它就会为我们接纳它加入球籍而孤苦地等待。我们这儿没有独居生物。在某种意义上，每一个生物都跟其他生物有联系，都依赖于其他生物。

有的鸟类和植物会形成共生关系。古尔德举过一个例子。在印度洋的毛里求斯岛上，曾有很多渡渡鸟。它们块头很大，体重可达20多公斤，双腿粗壮，翅膀短小，不能飞。在被发现两个世纪之后，渡渡鸟灭绝了，因为它们的蛋都被登岛的人和猪吃光了。这不是故事的全部。生态学家坦普尔发现，毛里求斯的一种大头树，自从渡渡鸟死后，就再也没有长新的，残存的老树年龄都超过了300年。原来，渡渡鸟吃大头树的果实，它的砂囊强大，里头是石子，能把很多食物的硬壳磨碎。大头树的种子进化出了坚硬的厚壳，能防止自己被磨为齑粉，但这样一来，它的繁殖就得依赖渡渡鸟了。大头树怎么也想不到，渡渡鸟会那么快就灭绝，害得自己也绝后。可谓成也萧何，败也萧何。

某些昆虫和植物也会形成命运共同体。在《失控》一书中，凯文·凯利引述过一个经典案例，让人印象深刻。

墨西哥东部生长着各类金合欢属灌木和各种掠夺成性的蚂蚁。多数金合欢长有荆刺和苦味的叶子以及其他抵御贪婪世界伤害的防护措施。其中一种“巨刺金合欢”（即牛角相思树）学会了如何诱使一种蚂蚁为独占自己而杀死或驱赶其他的掠食者。诱饵渐渐囊括了可供蚂蚁居住的防水的漂亮巨刺、现成的蜜露泉和专为蚂蚁准备的礼物——叶尖嫩苞。蚂蚁的利益渐渐与金合欢的利益相融合。蚂蚁学会了在刺里安家，日夜为金合欢巡逻放哨，攻击一切贪吃金合欢的生物，甚至剪除如藤萝、树苗之类可能遮挡住金合欢妈妈的入侵植物。金合欢不再依靠苦味的叶子、尖尖的刺或是其他保护措施，如今它的生存完全依赖于这种金合欢蚂蚁的保护；而蚁群离开金合欢也活不下去。它们组合起来就天下无敌。

正如格雷厄姆·鲁克所说，老朋友假设暗示，有些微生物跟人形成了依赖关系。这是自然选择的一个杰作。科学家曾用细菌感染阿米巴虫。起初，被感染的阿米巴虫大受影响，不能正常生长。但过了五年，阿米巴虫和细菌变得谁也离不开谁。要是强行把它们分开，两个都会死。一种可能的解释是，它们的基因组都需要制造某种酶的基因，但其中一个随后把这种基因弄丢了，它需要靠对方来合成这种酶。很久很久以前，豚鼠能合成维生素 C。但后来不知什么原因，它们丢失了相关的基因。现在，我们跟豚鼠一样，想拥有维生素 C 必须靠外界摄入，比如吃水果、蔬菜。“说得更简单一点”，鲁克总结说，“哺乳动物免疫系统的发展和调节需要某些基因，但这些基因‘外包’给了微生物；这是一种典型的‘进化依赖’”。

在《脆弱的物种》一书中，托马斯提到了一个生动的例子。他说：

> 蟑螂和其他昆虫组织内含有整个整个的器官，都是纯粹由细菌构成的，紧紧地挤装在一起。完全不知道它们在那儿干什么，只知道它们很重要，一代一代传下来。如果用抗生素把它们消灭掉，昆虫就会慢慢衰弱、死亡。

自然，这些由细菌构成的器官，成了昆虫身体的一部分。消灭它们，无异于自杀。

“老祖母殷殷告诫我们：病菌无所不在，呼吸、饮食都必须经常保持警戒；但大多数细菌都是无害的，不是致病的媒介。”在《生命的壮阔》一书中，古尔德如是说道。他还特地提起，自己读过一句话，深有感触：“人体重量的 10% 都是细菌，其中部分虽然不是与生俱来，对生命来说却必不可少”。

古尔德和托马斯不是为细菌代言，他们反对的是抹黑细菌，总把它们当敌人。再读一遍托马斯的话，你会赫然发现，人和昆虫何其相似乃尔：我们自身的一部分其实也是细菌，是各种微生物，它们离不开我们，我们也离不开它们。某些微生物变成了人体的一部分，它们是我们的老朋友。没有它们，我们反而不正常，反而会生病。很多微生物并不是人类的敌人，甚至大部分都不是，这消息令人振奋，让人安慰。我们似乎没理由过度担心，疑神疑鬼，自己跟自己过不去，自己跟自己的一部分过不去。

寄生虫就像隔壁的幽灵，它们偷偷藏在我们身上，潜入我们体内。但它们并不是铁板一块：有的像十足的恶棍，对我们横征暴敛；有的像可怕的巫师，狡猾地操纵我们；有的则是久违的朋友，跟我们同呼吸，共命运；还有的亦敌亦友，既伤害我们，也帮助我们。甚至，有的寄生虫已成为人体的一部分。它们，就是我们。

隔壁的幽灵，没理由只是让人恐怖，让人不安。我们跟它们比邻而居，已亿万斯年。把它们撵走，很难做到；把它们消灭，实现不了。进化生物学告诉我们的现实智慧是：学着相处，而不是一味征服；分清敌友，双管齐下，一边对付敌人，一边保护朋友。也许，将来有一天，我们能以毒攻毒，以虫治虫，甚至化敌为友。

第三章

忧伤的胖子

我长得很肥，肥得让人恶心。我不认识还有谁比我更肥。我身上除了有多余的斤两，其他啥都没有。我的手指头很肥，手腕子很肥，眼睛也很肥（你能想象出很肥的眼睛是什么样子吗?）。

——伍迪·艾伦《过食笔记》(*Notes from the Overfed*)

我从小就被教育怕肥肉——不管是吃肥肉，还是长肥肉。

——丹尼尔·利伯曼《人体的故事》(*The Story of Human Body*)

在今天发达国家日益壮大的中产阶层中，肥胖症和糖尿病的患病率几乎逐年上升。现代生活方式与现代饮食正在让人变得更胖，更不健康。

——约翰·艾伦《肠子，脑子，厨子》

斯威夫特写《格列佛游记》，说有个医生叫格列佛，为生计所迫，搭乘羚羊号，出航南太平洋，不幸轮船失事，漂到了小人国。这是斯威夫特杜撰的国家，世界上没有小人国。至少目前没有。不过，南太平洋有一个岛国，很袖珍，倒是值得一提。它叫瑙鲁。了解地理的读者就都知道，它是世界上最小的共和国。面积只有 20 多平方公里，全部人口也就一万。除了面积小，可列入吉尼斯纪录之外，瑙鲁还有一项纪录同样令人吃惊：他们是世界上最胖的人，超过九成的国民都是胖子。肥胖给瑙鲁人带来了严重的健康问题，他们患糖尿病的比例在全世界遥遥领先。前几年有一项调查说，20 岁以上的瑙鲁人有 1/3 患病，55 岁之后患病率飙升到了 2/3，而 70 岁之后则高达 70%。

其实，瑙鲁以前不是这样。这个袖珍国 1888 年沦为德国的殖民地，后来又被澳大利亚托管。在 1925 年之前，瑙鲁人没有得糖尿病的记录。第一例糖尿病破天荒地出现于这一年。过了九年，第二例糖尿病出现了。这一时期，绝大多数瑙鲁人都没有糖尿病。他们生计艰难，以种田和打鱼为生，没有其他收入，勉强糊口。但早在 1906 年，瑙鲁就被发现富含磷酸盐，适合用来造肥料。到了 1968 年，瑙鲁独立，着手收回磷酸盐矿的开采权，国家收入大幅增加。接着，瑙鲁人彻底放弃了农业，成了好逸恶劳的大富翁。他们想工作就工作，不想工作就不工作，优哉游哉。他们有免费教育，免费医疗，永远不用为钱操心。他们唯一的娱乐，就是在这块巴掌大的小岛上以车代步，绕着十公里长的环岛公路兜风。

就这样，瑙鲁人越来越胖，瑙鲁的胖子越来越多。瑙鲁成了胖子国。

其实，像瑙鲁这样的胖子国很多。它很典型，但不唯一。有一年，我从香港去美国开会。这是我第一次去新大陆。印象最深的，就是在这块风景优美的土地上，胖子尤其多。在快餐馆，你时不时就会发现，某个身材硕大无朋的人类坐在旁边，甚至会挡你视线。有个女人坐在餐桌前，她身子像餐桌一样圆。

在我之前，美国的有识之士就意识到了这个国家有不少胖子。在1968年发表的《过食笔记》中，伍迪·艾伦以胖子的口吻自说自话：

> 我长得很肥，肥得让人恶心。我不认识还有谁比我更肥。我身上除了有多余的斤两，其他啥都没有。我的手指头很肥，手腕子很肥，眼睛也很肥（你能想象出很肥的眼睛是什么样子吗?）。我超重好几百磅。肉从我身上往下坠，就像热乎乎的软糖流下圣代冰淇淋。我的腰围粗得让所有见到我的人都难以置信。毫无疑问，我是一个正式的胖子。

很多美国人都是“正式的胖子”，这已不是秘密。甚至不少大城市的中国人，也开始在肥胖领域发力，要赶英超美。学校里的小胖墩触目皆是，拖着一身赘肉的成年人也越来越多。不过，跟从前的瑙鲁人一样，从前的美国人，也没有现在这么胖。当然，中国人也一样。有一个衡量肥胖程度的指标叫体重指数，简称BMI，值越大表明人越胖。BMI超过25，超重；超过30，肥胖。19世纪末，有人调查美国内战的老兵，发现他们的肥胖率不到4%。20世纪中叶，美国人的肥胖率上升到了13%。到了20世纪90年代，美国成年人超重和肥胖的比例超过了50%。简单地说，美国的胖子越来越多，人也越来越胖。自然，单纯的肥胖本身不是病，但肥胖跟很多疾病有关，胖子患二型糖尿病和某些心血管疾病的风险更高。此外，像血脂异常、胰岛素耐受性以及高血压，也跟肥胖有关。肥胖，至少算是影响健康的危险因素。

瑙鲁人越来越胖，美国人越来越胖，中国人越来越胖。很多其他国家的人也越来越胖。肥胖，似乎成了一种席卷全球的流行病。在这场肥胖大流行中，瑙鲁人一马当先，格外耀眼。自然而然，一个疑问扑面而来：瑙鲁人怎么了，他们为什么会这么胖?

一个简单的回答是，瑙鲁人变胖，患糖尿病，跟他们的生活方式有关。他们摄入了过多的热量，又极度缺少运动，于是，多余的热量就以脂肪的形式在他们身体里不断囤积，日积月累，他们就变成了满身肥肉的胖子。跟肥胖有关的糖尿病也就随之而来。

这个答案不算错，也有不少证据支持。普法战争期间，巴黎曾被普鲁士军队围困，民众的食物每日定量供应，这一时期很少有人得糖尿病。相反，当穷人跑到富裕的地方，吃高热量食物，又不怎么运动，他们就容易被糖尿病给盯上。当也门的犹太人移民到以色列，当战后的日本人移民到美利坚，他们都成了糖尿病受害者。类似的情形，也出现在印度和中国移民身上。当然，移民仅仅是一个间接原因，背后的原因还是吃得多，动得少，热量富余。

即使不移民，待在原地，一旦染上了这种好吃懒动的“恶习”，一样能让人成为胖子，一样能让人得糖尿病。这些不移民也能发胖也能得病的例子很多，比如美国亚利桑那州的匹莫印第安人、居住在悉尼和墨尔本的澳洲土著、生活在开普敦的南非黑人，以及过上了现代生活的萨摩亚人。倘若肥胖和糖尿病跟吃得多、动得少有关，那么，一个明显的推论就是：减少热量摄入，同时加强锻炼，就能缓解糖尿病的症状，逆转相应的代谢异常。这也是实情。

不过，倘若这种解释就是全部真相，有个现象就很难理解：同样是吃好睡好不运动，瑙鲁人的糖尿病发病率高达41%，但西方人就很低，比如美国人和澳洲人是8%，而英国人和德国人更是低到2%。这种有如天壤的巨大差异，又该如何解释呢？

答案，绝不那么简单。

节俭基因型假设

在继续讨论之前，我打算补充一下糖尿病的背景知识。糖尿病大体上分两种：一型糖尿病和二型糖尿病。前者是一种自体免疫病，病人的免疫系统不能准确识别敌友，把参与胰岛素合成的细胞当成入侵者予以摧毁，造成他们体内缺乏胰岛素，无法进行正常的血糖调节。于是，内不足外补，通过人工方法，每天不厌其烦补充胰岛素，成了治疗该病的唯一方法。而对二型糖尿病来说，病人体内的胰腺还能产生胰岛素，但体内最终的胰岛素含量却很低。这是某些组织对胰岛素产生了耐受性，从而使得血糖的吸收和转化出了问题。而正常情况下，血液中多余的葡萄糖会被吸收掉，不会出现血糖过高。

一方面，我们需要足够的葡萄糖供能防止细胞死亡，但另一方面，血糖太高又会造成危害，甚至机体中毒。我们的大脑和胰腺负责监管和稳定血糖水平，方法就是向血液中释放胰岛素，它由胰腺分泌。血糖升高时，胰腺释放胰岛素进入血液，把多余的葡萄糖转化为脂肪存起来，从而降低血糖浓度。显然，如果这一转化过程出问题，即使有胰岛素，但血糖浓度还是降不下去，就会导致胰岛素耐受性。换句话说，胰岛素的转化能力减弱了，不能正常完成任务。如果血糖浓度继续升高，胰腺就会制造更多胰岛素，但如果肝脏、脂肪和肌肉细胞不能把多余的葡萄糖吸收，胰岛素就可能从低效变成无效，使得情况进一步恶化。因此，治疗二型糖尿病（特别是在早期），未必都得注射胰岛素，因为病人的身体还能产生胰岛素，其他措施比如节食和锻炼也很重要。二型糖尿病跟生活方式关系密切，85%的患者都是肥胖人士——骚扰瑙鲁人的就是这种病。

显然，瑙鲁人的麻烦跟生活方式有关。但要完整解释他们为什么这么容易肥胖，这么容易得糖尿病，就必须考虑基因。

1962年，密歇根大学医学院的詹姆斯·尼尔提出，可能存在一种特殊的基因型。它在新陈代谢方面很吝啬，就像守财奴一样，多收入，少支出。在食物充裕时拼命摄取营养，储备能量，积累脂肪。这种貌似“不健康”的变化，其实大有用途，因为它能让携带这种基因型的个体熬过饥荒年月。有人认为，饥荒曾在石器时代反复出现，不断把人类祖先抛到死亡边缘。这时，最脆弱的就是那批身材苗条的家伙，他们能量储备不多，最容易成为饿死鬼。而携带节俭基因型的胖子则是天生的幸运儿，他们能撑更长时间，直到饥荒结束，否极泰来。说实话，那就是一个肥者生存的时代。不过，此一时，彼一时。在石器时代结束以后，节俭基因型在电子时代可能会碰到麻烦。当频繁的饥荒不再出现，当食物不足不再是一个常见问题，善于吸收营养的节俭基因型，就可能给人带来麻烦，让人更容易肥胖，更容易患糖尿病。

不少发现都支持尼尔的观点。比如，吃完正餐，瑙鲁人和匹莫印第安人的血糖水平会迅速升高，很快达到欧洲人的 3 倍。一旦食物充足，他们很容易就患上糖尿病。当然，被认为携带节俭基因型的不只是他们，还包括很多太平洋岛民，以及澳洲土著人。太平洋中有一个小岛叫托克劳，有些岛民迁徙到新西兰，过上了现代生活。不幸猝然降临，他们糖尿病的发病率比留在岛上的老乡高一倍。对萨摩亚人来说，他们西化程度越高，越容易患糖尿病。住在美国的匹莫印第安人糖尿病高发，比生活在同一地区的白人发病率高 18 倍。但住在墨西哥的匹莫印第安人，吃传统食物，过传统生活，肥胖和糖尿病都很少见。

尼尔可能没想到，连动物也支持他。有人发现，在实验室里，那些容易发胖的大鼠不怕饥荒，它们比普通大鼠更能挨饿。以色列有一种啮齿动物叫沙鼠，它们早适应了沙漠生活常见的挑战：不定期的食物匮乏。果不其然，沙鼠有很高的胰岛素含量。假如给它们提供高热量鼠食，且不限量供应，想吃多少就吃多少，想吃多久就吃多久。可想而知，悲剧很快发生：沙鼠会出现胰岛素耐受性，身体逐渐发胖，最后患上糖尿病。

进化生物学家贾雷德·戴蒙德认为，尼尔的假设能帮我们理解瑙鲁人的烦恼：他们怎么成了全世界最胖的人，为什么那么容易得糖尿病？简单地说，瑙鲁人有节俭基因型，而且有很多。他们经历了两次残酷的自然选择，从而在体内积攒了足够的增肥基因。第一次，跟其他太平洋岛民一样，早在农业文明产生之前，瑙鲁人的祖先就乘桴浮于海，不远万里，来到这块太平洋中的弹丸之地。自然，在只能靠独木舟渡海的远古，旅途漫长，食物匮乏，不少瑙鲁人可能饿死在途中，而能踏上瑙鲁岛的都是携带增肥基因的强人，他们扛饿，靠自己身体发胖自带干粮。在全世界糖尿病发病率排行榜上，许多太平洋岛国都名列前茅。除了瑙鲁，还有密克罗尼西亚联邦、库克群岛、汤加、萨摩亚、帕劳，等等。原因无他，他们都是那些没饿死的胖子的后代。

那么，瑙鲁人有何特殊之处，怎么成了胖子中的胖子呢？戴蒙德说，这跟第二次世界大战时的日本人有关。占领瑙鲁之后，日本人把岛上的瑙鲁人强行押往楚克岛，还严格限制他们的食物供应，每人每天只有半磅南瓜吃。结果，瑙鲁人饿死了一半，剩下的一半战后又回到了瑙鲁。或许，就是靠着这种人为的“大饥荒”，瑙鲁人成了节俭基因型的超级携带者，而糖尿病也成了他们生命中挥之不去的梦魇。

在制造“大饥荒”方面，英国人也毫不逊色。印度沦为英国殖民地，成为大英帝国王冠上的一颗明珠。由于厄尔尼诺的影响，印度人时不时要被干旱引发的饥荒折磨。雪上加霜的是，在维多利亚女王时代，英国殖民者操纵粮食价格，限制粮食供应，制造了一场人为的大饥荒。印度不少地区的死亡率达到了 30% ~ 40%，甚至有的高达 60%。一个世纪就有好几次这样的饥荒，逃过劫难的印度人，跟没被日本人饿死的瑙鲁人，成了难兄难弟，都容易招惹糖尿病。

贾雷德说，尼尔的假设还能解释别的现象。我们知道，英国人和德国人糖尿病发病率只有 2%，可他们迁徙到新大陆去的后裔中，该病发病率高达 8%。这是怎么回事？一种可能的解释是，早期背井离乡、漂洋过海的西方人，谁携带节俭基因型，谁携带得多，谁就更可能活着踏上这片新大陆。于是，有幸成为美国人祖先的英国人和德国人，要比那些安土重迁的同胞更能挨饿，更容易发胖，也更容易患糖尿病，因为他们有节俭基因型。

当然，跟世界其他地方的人相比，欧洲各国的糖尿病发病率都很低，这让他们显得很扎眼。贾雷德对此也有解释。他认为，无论是中世纪还是文艺复兴，欧洲遭遇饥荒的次数不比其他地方少。不过，从1650年到1900年，饥荒在欧洲各国基本上销声匿迹了。这可能跟好几个因素有关：强大的政府干预，能损有余以补不足；新航路开辟，多样化农业不断发展，减少了种植单一农作物的歉收风险；欧洲一直以来实行雨养农业而非灌溉农业，也进一步降低了饥荒风险。因此，在长达数百年的时间里，欧洲各国可谓粮食充足，因此弱化了自然选择对节俭基因型的偏爱。于是，携带节俭基因型的欧洲人，跟没有的人相比，也没有多少进化优势，这种增肥基因在欧洲人中就慢慢减少了。贾雷德猜测，可能某种神秘的瘟疫袭击了增肥基因的携带者，也使得这种基因在人口中比重降低。被称为音乐之父的巴赫，这个胖嘟嘟的男人，恐怕就是这种瘟疫的受害者。自然，这只是一个猜想。

尼尔的假设，长袖善舞，解释力强，但它还是遭到了批评。有人认为，在数百万年的石器时代，周期性饥荒很少发生。要知道，在狩猎采集社会里，食物来源很广泛，食物数量不怎么受天气、降水这些因素的影响。相反，农业出现之后，农人种植少数单一农作物，这才让饥荒和丰收的周期性出现有了可能。只有在这种情况下，节俭基因型才有可能进化出来。

关于这一点，尼尔的支持者辩解说，某些群体的确会经历周期性的饥荒，从而拥有节俭基因型。有人指出，节俭基因型更可能出现在温带和亚热带的农业社会。它们的食物供应有明显的季节性，容易受不可预料的干旱、雨涝和霜冻等灾害天气的影响。举例来说，波利尼西亚人3000多年前由美拉尼西亚迁徙而来。在这个跨海的长途迁徙中，他们要面对变化不定的海风和洋流，还得对付食物短缺造成的饥饿。此外，登岛之后，台风频频到来，导致庄稼歉收。这些都有助于节俭基因型的进化。

还有人认为，美洲的印第安人原本生活在北极圈附近。他们一年到头只能吃肉：吃鱼、吃鸟、吃海豹，但是没蔬菜，也没水果。在天寒地冻的环境中，他们摄入大量蛋白质和脂肪，但摄入的碳水化合物较少，要靠葡萄糖作为主要的能量来源。因此，谁能把蛋白质和脂肪转化为葡萄糖，谁就有生存优势。不过，这种优势在高糖环境下会惹麻烦：转化能力强意味着血糖更容易升高，糖尿病风险更大。

需要指出的是，把焦点放在某些种群身上，认为他们有增肥基因，而其他人没有，这不是尼尔的本意。问题是，很多人都是这么看。但更好的角度无疑是反过来想：为什么除了欧洲人和他们的后裔，其他人都那么容易发胖？

如前所述，贾雷德给了一个解释。还有一个解释，跟乳制品有关。欧洲人喝牛奶，吃各种乳制品比如奶酪，已有6000～7000年的历史。乳制品含有较多糖，也含有钙，这对生活在高纬地区的欧洲人很重要。很早就接触糖类，可能使得欧洲人进化出了对增肥基因的抵抗力，不太容易出现胰岛素耐受性。一项跨文化调查发现，乳糖耐受性跟糖尿病发生率负相关。也就是说，成年后还能消化乳制品的人群，不太容易患糖尿病，欧洲人和他们的后裔就是这样。类似地，有人提出，食用蜂蜜也起着同样的作用。不过，食用蜂蜜似乎不局限于欧洲。

伦敦大学学院的乔纳森·威尔斯指出，假设石器时代存在饥荒和丰收的循环，这没什么道理。跟肥胖和糖尿病有关的，不是时不时的饥荒，而是不同人群的代谢模式。更重要的，在他看来，其实是能量供应不足时，不同身体活动和生物机能之间的能量分配，当然也涉及食物升糖指数的影响。威尔斯特别指出，疾病扮演了一个重要角色。闹饥荒时，很多人其实不是被直接饿死，而是由于饥饿导致免疫力下降，他们大多死于感染。这又是因为，免疫是一场消耗战，免疫系统需要动用很多能量以对抗病原体，而提供能量的主角就是脂肪。闹饥荒时，人的脂肪多不够用，能量储备用来维系生命，于是免疫机能下降。亚洲人容易腹部肥胖，非洲人容易四肢肥胖。在威尔斯看来，这是因为前者更容易遭受胃肠道感染，而后者更经常遭遇发烧。

其实，假如某些种群有特殊的增肥基因，容易染上糖尿病，那么依靠现代的科学技术，找到它们理应不难。可实际结果似乎不妙。首先，糖尿病跟胰岛素耐受性有关。但无论是匹莫印第安人，还是瑙鲁人，他们跟其他人在胰岛素基因上没什么区别。其次，采用更先进的扫描技术，扫描染色体中的某一段，以检查这一段是否跟糖尿病有关。在匹莫印第安人中，跟他们体重指数和早期糖尿病有关的基因位于11号染色体，这似乎表明存在增肥基因。问题在于，这种基因出现在其他人群中的概率跟在印第安人中一样高。还有人发现，2号染色体中有糖尿病易感基因，但它只能解释糖尿病风险变异中很小的部分。最后，在移民美国的南亚人身上，有一种特殊基因，它似乎跟细胞分泌胰岛素有关，而这种基因很少出现在白人身上。这是一个差强人意的发现。有人认为，它能解释为什么南亚人容易得糖尿病。

找糖尿病基因不容易，但肥胖倒是跟基因有关。比如，有一种基因影响大脑对饥饿的调节。如果体内有一份这种基因的副本，你就比普通人重1.2千克，如果有两份，就比普通人重3千克。但许多携带这种增肥基因的人，以前并没有长成胖子。这就暗示，问题跟环境有关，不能都怪基因。

客观来说，节俭基因型假设很强大，能解释很多现象。很多研究者也都在这块田地里耕耘、收获。单一基因对糖尿病风险的解释力低，这不奇怪，因为影响糖尿病的是很多基因，而且很多基因之间存在复杂的相互作用。不过，这种节俭基因型很可能不是起源于石器时代，而是跟过去一万多年的农业文明有关。再者，认为某些人有增肥基因，某些人没有，也不合理。更合理的假设是，某些人增肥基因多，某些人少。

不过，我得承认，单纯从基因角度考虑问题，还是不够。

节俭表现型假设

有人说，肥胖和糖尿病问题可能跟表现型有关。不用猜，这些人通常都是基因型假设批评者。他们说别人的观点有问题，其实是要推出自己的说法。学术争鸣就是这样，彬彬有礼的争吵。

言归正传，基因型和表现型是两个常见的生物学术语。简单地说，基因型就像生物图纸，由携带遗传信息的基因构成一定的排列组合，它决定具体的性状，比如鼻子是高还是低，嘴唇是厚还是薄，眼皮是单还是双，肤色是深还是浅。表现型跟基因型不同，基因型看不见，至少肉眼看不见，比较抽象，而表现型看得见摸得着。前面我提到的鼻子高低、嘴唇厚薄、眼皮单双、肤色深浅，都是具体的表现型。表现型是基因型跟环境结合的产物。

通常来说，基因型决定表现型。但实际上，两者之间的关系很复杂，基因型跟表现型并不是一个萝卜一个坑的关系。比如A型血（表现型）的基因型可能是AA，也可能是AO。这里，一个表现型对应多个基因型。还有一个基因型对应多个表现型的情形。在表观遗传学中，同样的基因型，可能因为环境的不同，转变为不同的表现型；“表观”的意思是“在基因组之外”，表观遗传学暗示除了基因之外，其他因素也可能导致性状表达的变化。

换句话说，某些环境因素能改变基因的表达方式，在不改变基因型的情况下，改变物种的表现型。

有一种名叫刺豚鼠的动物，它体色黄褐，体型肥胖，容易得糖尿病和癌症。研究人员给怀孕的刺豚鼠喂食人工合成的染料木黄酮；这是一种豆制品中常见的物质，有抗癌作用。结果，母鼠产下的幼仔毛色变了，体型也变了，它们不再容易发胖。神经学家沙伦·莫勒姆也举了不少例子。比如，田鼠幼仔出生后有的皮毛厚，有的皮毛薄，可它们都是同一个妈生的。原来，母鼠会根据分娩时环境中光线强弱做决定，让编码皮毛厚度的基因处于不同状态，从而及时为鼠宝宝准备好合适的外套。有一种蜥蜴出生时，可能是个大块头，也可能是小个子，这取决于它们母亲怀孕时是否闻到了天敌的气味。闻到的话，它们就会产下长尾巴、大身体的后代，从而减少孩子被蛇吃掉的风险。

那么，某些人比其他人更容易肥胖，更容易得糖尿病，有没有可能跟他们独特的表现型有关呢？节俭表现性假设，认为存在这种可能。

20 世纪 80 年代，南安普敦大学的戴维·巴可等人发现，在英格兰和威尔士的 200 多个社区中，婴儿死亡率跟当地冠心病发病率有关：死亡率越高，数十年之后，该地得冠心病的人也越多。巴可认为，婴儿死亡率高多半是因为营养不良，冠心病很可能跟早年的营养不良有关。他发现，婴儿出生体重低，更容易得冠心病。巴可在芬兰发现了同样的结果。他调查了 1934～1944 年间出生于赫尔辛基的 8000 多名婴儿。到了 2005 年，这些人中有 400 多人患了冠心病，或住院，或死亡。巴可发现，容易得冠心病的人有个特点：他们在两岁之前体重偏轻，但随后体重迅速增加。

2003 年，一篇综述指出，在 16 项研究中，有 13 项都发现出生体重较轻的新生儿，长大后更容易患糖尿病和高血压。这些发现表明，小个子婴儿更危险，他们更容易长胖，也更容易患跟肥胖有关的慢性病。不过，很多证据也表明，除了体重偏轻的新生儿易得糖尿病之外，超重的婴儿也容易中招。这可能是因为，这种婴儿的母亲本身就有较强的胰岛素耐受性，血液中胰岛素含量高，把大量糖分转变为脂肪存起来。这种缺陷遗传给了孩子，使得他们很小就容易长胖。

根据节俭表现型假设，婴儿在子宫内或早年间，身体发育容易受环境影响。换句话说，这一时期类似于敏感期。他们在敏感期接收的信号足以改变他们的表现型。就像闻到蛇味的蜥蜴母亲一样，闻到资源匮乏气味的婴儿会长得瘦小，小胳膊小腿小身子。他们本身的代谢模式也是为资源匮乏的（未来）环境准备的，很吝啬，会卯足劲吸收营养。显然，这种节俭模式跟早年环境有关，无论在子宫内还是在子宫外的家庭里。问题在于，假如在随后的生活中，孩子面对的环境并非资源匮乏，而是食物充裕，那么，这种预定的节俭模式就会出问题，就会导致肥胖，引发跟肥胖有关的诸多慢性病。

在冈比亚，人类学家发现，假如一个孩子长大后继续过自己的冈比亚生活，朴素而粗糙，食物不多，糖分很少，他就不会有任何代谢障碍。相反，一旦沾染了西方的饮食习惯，吃炸鸡翅炸鸡腿，吃汉堡包，他很快就会出现胰岛素耐受性，血糖含量蹭蹭地往上升，身上的肥肉越来越多。糖尿病、高血压、高胆固醇、心血管疾病，都会不请自到。这意味着，这个孩子有节俭表现型。前面提及，很多大洋洲岛民、美洲和澳洲土著，按传统方式生活都很健康。可在生活方式上一旦西化，习惯吃高热量的快餐，就很容易长胖。其实，这些也都可以从节俭表现型角度来解释。长久以来，他们所处的环境告诉他们，这个地方穷，食物匮乏，于是他们生下时就瘦小。但骤然迁徙到一个流着奶和蜜的地方，他们的身体就很容易失控，因为这个节俭的家伙还是会继续储备能量，而且效率惊人，结果就是长肥肉，患糖尿病。

除了非洲人，印度人也被认为有节俭表现型。有人发现，印度新生儿通常比欧洲的轻两斤左右。同样体重，印度人也比欧洲人更容易长大肚腩。当然，有人会说，非洲人和印度人新生儿体重轻，可能跟气候有关。要知道，同一种动物，生活在热带的个头小，生活在寒带的个头大。人也一样，俄罗斯人块头大，而马来人块头小。新生儿体重受气候影响，这是一种说法，也有道理。但它不能解释，为什么个头小的新生儿更容易得糖尿病。因此，节俭表现型假设还能站得住脚。

值得警惕的是，节俭表现型可能影响不止一代人。也许，一个生活在曼哈顿的肯尼亚女人，因为她母亲或祖母来自贫穷的非洲农村，她诞下的新生儿体重就轻，长大后容易发胖，容易有糖尿病。毕竟，小个子女人更容易生小个子后代，这是遗传。除此之外，即使一个女人在怀孕时留意饮食，保证充足的营养，但假如她有吸烟、酗酒的坏习惯，或她被感染了，都会导致新生儿体重偏轻。

这种跨代传递现象，至少在其他动物中出现过。2005 年，迈克尔·斯金纳等人在《科学》上撰文，报告说母鼠怀孕时倘若内分泌失调，就会产下问题后代，它们都是雄鼠。跟正常老鼠相比，这些雄鼠精子数少，容易不育，而且这种效应会持续四代之久。也就是说，一只老鼠没法当爸爸，很可能是因为他爷爷的爷爷的妈妈怀孕时内分泌失调所致。

人不是老鼠，但有零星证据表明，人类中也存在性状的跨代传递。瑞典科学家拉斯·比格伦等人找了一批人口资料。这些人都是男性，出生于 1905 年，来自于瑞典北部的小城奥佛卡里克斯。比格伦发现，假如 9 ~ 12 岁时他们所处环境中食物充裕，那么他们的孙子寿命就会缩短，也更容易患上心血管疾病。但这个研究有缺陷，参加的人数较少，食物充裕跟暴饮暴食似乎也不是一回事，因而不是很有说服力。第二次世界大战时，纳粹德国封锁荷兰，造成饥荒，饿死了好几万荷兰人。有人发现，如果有谁在这一时期怀孕，就会生下小个子后代；他们长大后容易胖，容易得冠心病。这不奇怪。但令人惊讶的是，时隔二十年后，这类女性的孙辈出生时体重还是轻。具体原因是什么，没有谁知道。但这暗示，认为影响子代的早年环境不会继续影响孙代，似乎过于乐观了。

谁说悲剧不会重演？但面对它，了解它，才有可能防止悲剧重演。而我们目前所知不多。或许，随着表观遗传学的发展，我们能发现更多影响肥胖和糖尿病的早期因素，及早干预，事半功倍。

为脂肪辩护

脂肪太多，给人带来了麻烦，也带来了危险。但脂肪也有很多好处。在某种意义上，可以毫不夸张地说，人人都是胖子。哈佛大学的医学教授丹尼尔·利伯曼说："在灵长动物眼里，所有人，即使是最瘦的人，也是胖子。"在《人体的故事》一书中，利伯曼给了一组数字，很有说服力。其他灵长动物，成年后体脂含量为6%，刚出生时脂肪更少，只占体重的3%。相比之下，在狩猎采集社会里，新生儿的体脂含量高达15%，童年时会继续增加到25%，成年后降到10%（男人）或20%（女人）。其实，利伯曼没提到现代人的体脂含量。通常来说，现代人要比原住民胖，他们的体脂含量只能更高。

特别值得一提的是，乔纳森·威尔斯指出，人类不是体脂含量最高的哺乳动物，但他们比热带大草原上任何一种动物都胖，而这个地方，正是人类诞生的家园。专门研究脂肪的卡洛琳·庞德说，人类这么容易长肉，或许跟适应周期性食物匮乏有关，但它绝不是唯一的原因。在萨瓦那大草原上，难道只有人类才要解决时不时就饿肚子的问题吗？显然不是。狮子、猎豹、羚羊、角马，大家都面临同样的问题，可它们为什么不像人类这样，长得胖乎乎呢？

换句话说，跟其他动物相比，人为什么携带那么多脂肪？原因很多。前面说过，本书谈原因多讲远因，也就是进化因。从进化的角度回答这个问题，就是阐述脂肪有什么用，它在进化史上对人类生存、繁殖有何贡献。千万别瞧不起脂肪，它很重要。

首先，脂肪能缓解能量摄入的波动，帮人对抗饥荒。说白了，人不是每天都能找到充足的食物，有时多，有时少，特别是在中纬度的温带，季节性明显，雨量和温度的变化大。有脂肪，人就更能扛饿。在饥荒时期，有脂肪的胖子更容易活下来。喀麦隆的马赛人有个传统，他们会连续两个月不停地吃东西，每三小时吃一顿，白天吃，晚上也吃。这一时期，他们的体重会增加25%，其中有70%都是脂肪。这些增加的体重能提供400百万焦耳的热量，相当于两个月的支出。通常来说，女人携带的脂肪多。有人计算过，假如发生大饥荒，不吃东西，男人能活60天，但女人能活90天。第二次世界大战时，有人发现，在营养极端缺乏的情况下，刚出生的小猪仔能否活到一周岁，跟它们的性别有莫大关系：87%的小母猪能活下去，但只有22%的小公猪能做到这一点。还有人发现，在饥荒中死去的人，他们的体重要比没死的人轻，这也暗示胖子不容易饿死。

其次，脂肪能保温。对于生活在寒带的动物和人来说，防止热量散失很重要。一方面，它们通常比温带的同类个头大，这能减少散热，因为相对表面积小了。另一方面，它们携带较多的脂肪。北极熊、海豹、企鹅都长得很胖，这可不是为了卖萌。蒙古高原年平均气温在0℃以下，这里生活的女人和孩子普遍腹部微胖。有人发现，他们腰臀比较高，肩胛下对肱三头肌的皮褶厚度也大，这意味着他们腰部脂肪多，皮下脂肪也多。这有不少好处。一方面，腹部脂肪沉积减少了身体的相对表面积，散热较少。腹部脂肪储备还增加了静息代谢率，因此增加了热量供应，这是西伯利亚地区居民的一个普遍特点。最后，腹部生热，可通过儿茶酚胺这种神经递质来抗寒。

再次，怀孕需要脂肪。有人戏说，动物都是吝啬鬼，不肯浪费一丁点儿能量，它们毫不犹豫，会把自身的富余能量转变为繁殖成果，也就是自己的后代。因此，你会看到，一有机会，它们就不停地交配，不停地繁殖。毕竟，在进化的尺度上，繁殖远比生存重要。而繁殖需要的能量，很大一部分来自于脂肪。怀孕之前，女人的身体需要处于能量富余状态。因此，缺乏足够脂肪会影响正常生育。过瘦的女人，运动过度的女人，甚至会停止排卵，生孩子自然没戏。这是因为，在能量有限的情况下，身体会权衡，把更多能量投入自身，维持身体的正常运作，而不是痴心妄想，一意孤行，非要生育。这样不光对孩子不好，对母亲也危险。自然选择似乎给女人的身体配备了一个生育按钮，假如条件不具备，它就不会按下。

如前所述，免疫也需要脂肪。免疫需要耗能，比如体温每升高1℃，代谢率就增加15%。有人做过实验，移除小鼠的脂肪组织，它们的免疫机能会迅速下降。这在人类中也得到了验证。在高海拔地区，越胖的新生儿越容易活下去。除了为免疫系统供能之外，脂肪还分泌细胞素，促进免疫反应。人在发烧时，代谢率增加并不是病原体直接引起的，而是由身体分泌的细胞素导致，而内脏和其他深层脂肪是细胞素的供应商。脂肪还帮着各种免疫因子摧毁病原体，修复受损细胞和组织。

最后，特别值得一提的是人类独特的生命史性状，比如婴儿的大脑袋，女人提前断奶。人类的新生儿，最明显的一个特征就是脑袋大，他们的相对脑容量在灵长类中首屈一指，即排除体重影响，人类拥有灵长类中最大的脑袋。这带来了麻烦，因为大脑是能量杀手，它的发育，它的维系，都需要消耗大笔能量。在其他哺乳动物中，大脑耗能比例都在10%以下，但人类则高达20%。这还是说成年个体。人类婴儿的大脑消耗的能量更惊人，毕竟大脑占它体长的1/4，而它只占成年人体长的1/9。一方面，婴儿有大脑袋，需要耗能。而且，人类大脑从发育到成熟，需要很长时间，也需要更多能量。但另一方面，女人提前断奶，又让问题变得更严重。在狩猎采集社会，两个孩子之间的生育间期通常是3～4年，也就是说，母亲会悉心照料一个孩子三四年，婴儿的能量供应较稳定。但在更为晚近的人类社会，生育间期被缩短到了 1 ~ 2 年，照料时间缩短，婴儿的能量摄入面临更大的挑战。作为能量储备的主要形式，面临这些问题时，脂肪就有了用武之地。

这么一看，脂肪有用，长胖有理。疼痛让人不适，但感受疼痛的能力很有用；肥肉让人不爽，但积累脂肪的能力很重要。不是可有可无，而是生死攸关。

怪基因和坏基因

显然，脂肪有好处，也有坏处。显然，导致肥胖和糖尿病的增肥基因，有好处，也有坏处。这就暗示：某些基因并不是坏基因，只能带来不好的结果；它们是怪基因，它们既能带来好结果，也能导致坏结果。它们就像是亦正亦邪的江湖怪人，有时候帮你的忙，有时候拆你的台，帮忙时不遗余力，拆台时也毫不客气。

事实上，怪基因是导致很多疾病的幕后黑手。

有一种病叫黄疸。顾名思义，患病的这位人类同胞黄了：眼睛黄，皮肤黄。黄疸是因为肝脏出了问题，导致体内积累了过多的胆红素，这是一种黄褐色的胆色素。在正常情况下，胆红素会跟肝脏中的葡萄糖醛酸结合，变得可溶于水，从肾脏排出。胆红素不一样，它不溶于水，有毒，前身是胆绿素，可溶于水。这样一看，胆红素这种毒物完全是人体自己制造的，它为什么要这么做呢？控制胆红素形成的基因，难道不是应该被就地正法的坏基因吗？事实上，胆红素绝不仅仅是个坏东西，它能抗氧化，保护身体细胞免受损害，延缓衰老。在某种程度上，动脉硬化就是由氧化反应导致的。因此，胆红素说不定能帮人对抗心脏病。果然，有些人体内的胆红素含量比一般人高，他们得了一种叫吉尔伯特综合症的遗传病，但他们患心脏病的概率大幅降低，只有普通人的 1/7。两名捷克科学家对该领域的十多项研究进行整理，得出结论：胆红素能缓解动脉硬化。

这样看来，跟胆红素合成有关的基因不是坏基因，十恶不赦，而是一个怪基因，有利有弊。用学术语言来说，它是多效基因。但它不是例外，更像是典型。很多基因都有多效性，即它对影响个体繁殖成败的多种表现型都有影响，有的影响好，有的影响坏。或许在进化史上，这种基因的好影响多于坏影响，功大于过，于是就被自然选择放过一马，继续保留在身体里。痛风是尿酸盐结晶沉淀导致的病变，可尿酸本身也是一种著名的抗氧化剂，跟胆红素起一样的作用。比较研究发现，不同动物血浆中含有的尿酸水平不同，尿酸多的动物更长寿。囊包性纤维症是一种隐性遗传病，多见于白种人。该病的死亡率是1/2500。可是，对于只有一个等位基因的携带者来说，这种基因型能减少伤寒感染，能把更致命的沙门氏菌阻挡在胃肠道黏膜细胞的外面，而伤寒的致死率要比囊胞性纤维症高 300 多倍。

谈到基因多效性，不能不谈大名鼎鼎的镰刀形贫血症。在非洲某些地区，镰刀形贫血症很常见，而这些地方通常也流行疟疾。这种病的致病基因能保留在基因库中，同样跟基因多效性有关。要是有人携带的两个等位基因一模一样，他就会有麻烦。假如两个是正常基因，他会感染疟疾而死。假如两个是致病基因，他会英年早逝，通常没有孩子。但如果他携带了一个正常基因，一个致病基因，这种杂合子优势就会保护他：既不会死于疟疾，也不会死于夭折。一个类似的案例是泰萨克斯病。同时具有两个致病的等位基因，基本上就相当于宣判死刑，病人通常都会早死。不过，在阿诗肯纳兹犹太人之中，居然有3% ~11% 的人携带这种基因。原因还是杂合子优势：同时携带致病基因和正常基因的幸运儿不容易得肺结核。

基因多效性明确无误地告诉我们：没有无成本的优势，利与弊之间常此消彼长，攻守易位。进化青睐和淘汰的标准是看总分，不是看单科成绩。在《语言本能》这本书中，进化心理学家史蒂芬·平克发现，六岁以前，正常儿童都能轻易掌握一门语言，但随后他们学习语言的能力就逐渐衰退，一直持续到青春期，再往后他们就很难掌握一门语言了。换言之，人类学习语言的能力会丧失。想一想中国人在学英语上花费的时间、经历和花费，你就知道六岁以后学语言是多么困难。那么，进化为什么不让人长久拥有强大的语言学习能力呢？要是有基因能让人有永不消退的语言学习能力，自然选择为什么不把它保留下来呢？平克提醒我们注意一个事实：

> 学习一门语言与使用一门语言正好相反，它是一种一辈子只需使用一次的技能。一旦儿童从大人口中提取到足够多的语言信息，进一步的学习能力（除了词语以外）就变得多余了。这就好比你用借来的软盘驱动器给自己的电脑装载软件，或者用别人的转录机将自己收藏的唱片转录成磁带，一旦事情做完，你就可以将它们还给别人。同理，一旦儿童掌握了语言，语言习得系统就变得多余了。如果维持这套系统需要耗费不小的成本，那就应该将它完全卸载。事实上，维持这套系统的成本确实很高。

跟语言学习能力有关的基因很重要，它们赋予我们强大的进化优势。但不要忘了，这些基因也有消极作用。它们支撑的语言学习能力依赖于大脑，而大脑又是耗能大户，它要消耗人体20%左右的氧气和能量。语言学习能力不断衰退，最终消失，恐怕就是因为到了某一时期，维系这种能力的成本太高，得不偿失，只好放弃。

这里谈到的普遍模式就是：存在某类怪基因，一方面它给人带来麻烦，甚至导致种种疾病，但一方面它也给人带来福音，甚至能抑制和缓解其他疾病。这是怪基因的一种表现，但不是全部。还有一类怪基因，它可能在某一时期给人带来麻烦，但在另一时期又给人带来好处。在这两种情况下，只要在进化眼中，好处大于坏处，它就会手下留情，把横扫的镰刀停住，放这些怪基因一马。怪基因的第二种模式，通常表现为它在个体繁殖期内，给人带来某种繁殖优势，但过了繁殖期之后，则给人施加病痛。有一种很常见的遗传病，亨廷顿病。这种病通常在中年之后发作，中招的人记忆衰退，肌肉抽搐，神经系统不断退化，甚至不能正常行走，记不得自己的名字，最后丧失自理能力，完全靠人照顾。在美国，该病的发病率是1/20000。遗传学家发现，导致亨廷顿病的基因位于4号染色体的短臂上。这是一种遗传病，它是怎么保留下来的呢？

尼斯和威廉斯指出，自然选择的强度在生命后期骤减，此时，一个人多半已完成繁殖任务，要杀要剐，对这个人传递基因而言没有任何影响了。于是，在子嗣数量上，患有亨廷顿病的人可能跟正常人没什么区别。说白了，自然选择不在乎我们的身体是否健康，在乎的是我们的繁殖成败。因此，很多致病基因，包括导致亨廷顿病的基因，都能保留下来。的确，它们影响健康，可它们并不影响个人的繁殖成败，不会减少个体的子代数量，因为它们通常在更年期之后发作。因此，哪怕怪基因现在为非作歹，让人的身体日渐衰弱，重病缠身，自然选择也不会介意。毕竟，怪基因的进化使命已完成，它帮着个体完成了繁殖的伟业。——导致亨廷顿病的怪基因也不例外，它能增加繁殖成功。有人发现，在亨廷顿病的患者中，男病人的生育力低于正常人，但女病人的生育力则相反。这就从基因多效性角度提供了一种解读，即亨廷顿病所以能保留下来，是因为它为女人提供了繁殖优势。

怪基因还有第三种模式，即基因冲突。当来自双亲的基因彼此不合，相互对抗，也许能形成一种平衡态，也许就导致一种遗传病。这种现象也被称为基因印刻，即在出生之前，胚胎中的父本基因跟母本基因就在争夺主导权，大多数情况下双方达成停火协议，谁也不能单方面改变现状。我在第一章中谈子宫内的母婴拉锯战时，就提过戴维·黑格的这个理论。它来自于特里弗斯的亲子冲突理论，是对它的进一步延伸，把战场从出生后的家庭，延伸到出生前的子宫。

1991年，戴维·黑格跟汤姆·摩尔发现了基因冲突现象。在小鼠胚胎发育的过程中，假如父亲的等位基因占了上风，那么后代的体重就比普通小鼠重；假如母亲的等位基因占了上风，就会发生相反的结果，她腹中胎儿出生后体重比其他小鼠轻。后代体重轻，意味着母亲在偷奸耍滑，她的身体不愿把有限的资源慷慨地给予胎儿，这样做对她有利，因为她能偷偷地或光明正大地找个美男子，跟他一块生娃，而不是照顾现在男人的孩子。当然，这种情况对父亲可不是什么好消息。而后代体重较重，则是父亲的基因对母亲成功操控的结果，目的是让母亲对胎儿慷慨投资，而自己则能节省开支，说不定还能背地里风流快活，金屋藏娇，留下一群私生子。这不是什么荒诞不经的天方夜谭，这是进化视角下的基因冲突。

最典型的基因印刻是这样一种情况：在同一条染色体的同一位置，某种基因丢失了。谁都知道，这会导致疾病。可导致的是哪种疾病，居然跟这个基因的出身有关：来自父亲，会导致一种疾病；来自母亲，则导致另一种疾病。人类的15号染色体就存在这种现象。在这条染色体的某个位置上，假如丢失的基因来自母亲，就会引起安吉尔曼综合症。可要是这个丢失的基因来自父亲，就会引起普拉德—威利综合症。两种遗传病令人印象深刻，因为它们引发的症状表现几乎完全相反。安吉尔曼综合症又称快乐玩偶综合症，这种孩子总是微笑，像天使一样，可他们智力低下，永远学不会说话。出生时他们身体绷得很紧。他们很瘦，很活跃。而患有普拉德－威利综合症的孩子，刚出生时身体胖乎乎的，皮肤苍白，不肯吮吸母亲的乳头。但在两岁左右，他们就像着了魔一样，暴饮暴食，恨不得把自己撑死，变得越来越胖。有这样一个案例，一对父母曾向医生报告说，在从商店回家的路上，他们的孩子坐在汽车后座上。谁也没有想到，他竟然把旁边一磅重的熏猪肉吃得精光。在另一个案例中，巴西一男童出生后体重正常，但随后每月增重3公斤，3岁时体重就高达70公斤。他得了普拉德－威利综合症，每天饭量是同龄人的3～6倍。

黑格认为，这种现象意义深远，因为它意味着父母之间的基因冲突从子宫里延续到了童年期，这场局部战争的规模比以前想象的还要大。普拉德－威利综合症由父亲基因的缺失导致，相当于父亲的基因由于某种原因被定点清除了。这时，母亲基因的进化利益就得到了（过度）表达，因为没有了来自父亲基因的正常约束。他们的孩子不会吃奶，拒绝吮吸乳头，这就没法从母亲这里得到足够的营养和资源。单纯从基因的角度看，这是母亲基因的胜利，因为它避免了母体成为子代剥削的对象。可这种胜利是病态的，因为孩子不吃奶对母亲来说没什么好处。当然，基因没有意识，它并不知道这样做最终也对母亲的遗传利益造成了损害。因此，基因冲突达成平衡态，或许才是双方都能接受的和平。一旦任何一方的势力过于强大，就会导致基因的病态表达，把来之不易的和平局面破坏殆尽。这时，怪病就出现了。

除了怪基因，坏基因也能致病。自然选择不是要淘汰不利的基因，保留有利的基因吗？坏基因为什么不能被淘汰净尽？一种可能的原因是，自然选择的力度不够强，难以把坏基因赶尽杀绝，也没法进一步降低它们在基因库中的概率。尼斯和威廉斯举过一个例子。设想有一种隐性遗传病，致病基因在人群中的分布频率是1/1000。我们知道，只有两个隐性基因同时存在的情况下，遗传病才会出现，否则个体仅仅是携带者而已，不会发病。于是，两个携带坏基因的男女结合，他们后代得这种遗传病的概率只有1/1000000。而在自然条件下，很多突变的概率就是1/1000000。这就是说，即使自然选择能淘汰这种罕见的遗传病，但突变足以制造出另一种同样罕见的遗传病。对分布频率低于1/1000的隐性基因而言，自然选择无能为力，鞭长莫及。跟隐性基因不同，显性基因致病只需要一个等位基因即可。它更危险。这种显性基因如何保留至今？一种可能的答案是，它有其他进化优势。前面谈到的亨廷顿病，就是由显性基因导致的。还有一种可能，即致病的显性基因跟某种好基因结合在一起，而这种好基因能给人带来明显的进化优势。因此，自然选择在保留好基因的同时，也顺便把坏基因放了进来。

这里，我们总结一下：为什么很多人成了胖子？一种可能的原因是他们有增肥基因（节俭基因型），他们身上的增肥基因比其他人多，从而比其他人更容易成为胖子。另一种可能是他们有增肥环境（节俭表现型），从而在这个敏感期形成了独特的代谢模式，这种模式让人很容易长肉。两种可能都有道理。非要归结为一点，那就是增肥可能不好，但增肥能力是进化的馈赠，跟这种能力有关的基因对人很重要。它们是怪基因。它们制造脂肪，让人有充分的能量储备，这在石器时代格外重要。但在现代环境下，它们则让人更容易发胖，更容易患糖尿病。这就是它们从前的功与现在的过。

除了从怪基因角度理解肥胖和糖尿病，还有一个进化视角值得一提。但我不会说太多，它是下一章的主题。很多病，包括肥胖和糖尿病，都是文明病，都跟文明的出现和演进有关。无论是农业文明、工业文明，还是后工业文明，都给人类健康带来了挑战，不容忽视。即使有增肥基因，但瑙鲁人从前过着不那么“文明”的传统生活时，没有人肥胖，也没有人得糖尿病。美国人越来越胖，也跟最近两百年以来的环境骤变有关。甚至有人说，文明制造了一个肥胖易感环境，不管把谁放进去，都备受诱惑，容易沉沦。

在现代都市里，食物充裕，随时可吃，高热量，高脂肪，这是一个危险。但除此之外，现代社会的高节奏生活，导致很多人吃饭时分心，比如一边娱乐一边吃，或一边工作一边吃，这样的坏习惯也危险。一项美国临床营养学研究发现，跟专心吃饭相比，分心吃饭既能让你忘记吃了什么，也能让你忘记吃了多少。于是，吃饭时你会吃得更多。但灾难不止于此。餐后，你还会吃更多零食和点心。有这样健忘的好胃口，你不想吃胖，恐怕身体还不答应呢。

分心和迷糊让人过食。在这一过程中，电视和广告扮演着为虎作伥的角色。电视让人分心，广告让人迷糊。尼尔·波兹曼大声疾呼，说电视毒害了美国人的精神，他们会因此而“娱乐至死”。波兹曼没讨论肥胖，不过他倒是看出来，广告让人迷糊，不再理智。

> 理性和广告早已背道而驰，我们几乎已忘记它们之间曾经还存在着某种联系。……广告商说的话是真是假并不重要，例如，麦当劳的广告里没有可验证的符合逻辑的观点，里面有的是俊男靓女卖汉堡、享用汉堡的表演，以及他们因为自己的好运而表现出来的狂喜。没有人表达任何意见，只有观众自己从广告的表演中找到某种感觉。

我们面临的是一个狡猾的现代环境。对很多人而言，肥胖几乎就是这一环境的必然产物。不是只有波兹曼一个人看到了问题所在。“在吃这方面，没有人强迫我们，也和自由意志无关，只是外部环境让我们陷入了病态”，在《超越智商》一书中，斯坦诺维奇这样写道。他特地提到了一项心理学研究。该研究发现，美国人比法国人更肥胖，一个很重要的原因是，美式食物量更大。无论是快餐还是家庭食物，一份美式食物总是比同样的法式食物含有更多的热量。而在用餐时，很多人都会吃完一份，不管这一份有多大。我们有理由担心，很多微妙的环境线索误导了人类的饥饿感和饱足感。我们对自己的身体失去了完全的控制，我们的健康也随之而去。可以肯定，有人害怕这种误导，也一定有人利用这种误导，甚至还有人怂恿这种误导。作为食客，为了健康，我们必须警惕这些异己的力量。

这些怪异的致病环境，跟我们祖先生活了数百万年的环境迥然不同。我们的身体很古老，它是漫长进化的产物，是对石器时代进化环境不断适应的结果。可是，这种适应了老环境的臭皮囊，在面临文明造就的新环境时，未必就能适应良好，可能适应不良，还可能会因而致病。新环境跟老环境之间差别越大，遭遇新环境的时间越短，适应起来就越难。这正是我们今天面临的大问题。毕竟，没有任何一个物种，能适应这个星球上所有的环境。

没有谁无所不能。中世纪时，有神学家宣称上帝无所不能。于是，有人问他，上帝能否造出一块自己都举不起来的石头？我不知道上帝是否存在，也不清楚他是否能造出这块石头，更不了解他造出之后能否举得起来。不过，进化告诉我们，人倒是有可能制造一种自己都适应不了的环境。下一章，让我们直面这种新环境带来的挑战，考察文明病。

第四章

文明的诅咒

出自上帝之手的东西都好，可一到了人手里，就全变坏了。

——卢梭《爱弥儿》

绝大多数奢侈品，以及许多所谓的生活舒适，非但多余，还妨碍人类的提升。

——梭罗《瓦尔登湖》

在生活中，癌症能够消耗、吞噬我们的一切。它闯进我们的脑海，占据我们的记忆，渗透进我们的每一次谈话、每一个想法。

——悉达多·穆克吉《众病之王：癌症传》

毛姆写过一部小说《月亮与六便士》，说有一个英国人，本来做证券，但迷上了绘画，为此抛妻弃子，从伦敦躲到了巴黎。这还不算。家人寻找，朋友挽留，都没法让他回头。他只身一人去了南太平洋的塔希提岛，娶了当地的女子，还生了三个孩子。可惜，好景不长，孩子陆续死去，他也得了麻风病，双目失明。临死前，他创作了一幅画，精美绝伦，但妻子遵他遗嘱，在他死后烧掉了它。有人说，这个英国人的原型是画家高更。

高更很有个性，但不是第一个逃离文明的西方人。早在 1845 年，美国人梭罗带着一把斧子，去了离康科德两英里的瓦尔登湖畔，建了一座小屋，开荒种地，自给自足，在文明世界的边缘过了两年多。梭罗据此写成《瓦尔登湖》一书，热情讴歌自然，赞扬淳朴，批判文明。他说："文明虽然改善了我们的房屋，却没有同样改善住在房屋里的人。"中国人隐逸避世的也不少。陶渊明辞去县令，躬耕田园，"采菊东篱下，悠然见南山"。宋人林和靖隐居杭州孤山，一辈子不仕不娶，只喜欢植梅养鹤，人称"梅妻鹤子"。即便现在，也有国人效仿陶渊明和林和靖，数千人逃离都市，长期隐居终南山。

高更、梭罗、陶渊明、林和靖，还有很多像他们一样的人，不疯不傻，心智正常。可他们无论古今，不分中外，身体力行，以自己的行动批判文明。原因何在？他们看到了"月亮的另一面"。

自有文明以来，对文明的批判就从未断绝。老子说，五色令人目盲，五音令人耳聋，五味令人口爽，驰骋畋猎令人心发狂，难得之货令人行妨。爱默生说，文明人为自己购置了马车，却失去了使用双足的机会。卢梭说，出自上帝之手的东西都好，可一到了人手里，就全变坏了。他们都在说文明的坏话。不过，这样说的人是少数，这样做的人就更少了。绝大多数人都生活在文明之中，而非文明之外。绝大多数人也乐于享受文明给予的美好馈赠：驯养动物，种植庄稼，发明机器，使用各种电子设备，诸如电灯、电话、手机、电脑，无一不让我们的生活变得更快捷，更便利。科学和医学的进步，改善了人类的生存状况。许多人都比他们数百年前的祖先吃得更好，长得更高，活得更长。说实话，没理由否认文明带给我们诸多好处。但我们也不能忘记，文明有另一面，就像月亮也有阴暗面。

文明有自己的阴暗面。在《疾病的文化史》一书中，医学史家亨利·西格里斯特提到了这一点。他说，文明有好处，也有坏处。

> 在文明发展演化的过程中，它常常也产生了对健康有害的环境。文明的优势也带来了很多危害，并且是很多疾病的直接原因。给我们带来温暖、为我们烧茶做饭的火，同时也烧伤和焚毁我们的身体；每一种新的工具，在我们学会安全地操作它之前都是危险的。每一种工具，既可以用来行善，也可以用来作恶。

你不需要成为批判主义者，也不需要懂医学，就能明白西格里斯特的意思。文明意味着更有效的技术手段，比如枪炮取代了标枪，纸张取代了羊皮，符号书写取代了结绳记事，飞机火车取代了徒步行走……但做事更有效，不意味着会有更多嘉言懿行。相反，工具更强大，手段更有效，仅仅意味着你做事更快，无论是做好事还是做坏事，特别是做坏事。毕竟，从善如登，从恶如崩，相比之下，崩起来更容易。因此，爱尔兰人说，如果人有两个脑袋，就会变成双倍的愚蠢。

在进化生物学看来，进化不等于进步。文明是进化的独特产物，自然也不能等于进步。古尔德多次强调说，进化没有走向进步的必然趋势，更不会有直线进步的模式。凯文·凯利勇敢追随另类思想，比如，他认同地球是一个巨大生命体的盖亚假说，还时不时在书里批评达尔文，抬举拉马克。这些我很难苟同。不过，他的观点，有些我同意，比如谈进步："进步是条死胡同，没有任何出路。在进化论研究以及后现代史、经济学和社会学中，进步之死基本上已盖棺定论。没有进步的变化正是我们当代人对自己命运的认识。"

认为现在比过去好，未来比现在好，这是一种厚今薄古的偏见和幻觉。抛弃偏见，打破幻觉，我们必须正视文明带给人类的新问题：文明病。文明病，文明病，文明能使人生病。近视眼、鼠标手便是明证。

近视眼很流行。调查发现，美国人的近视率在25%～35%之间。中国情况类似。新加坡比中国近视率还高，据说一半以上的学生都戴眼镜。中国台湾和香港地区也有很多近视学生。除了华人世界，很多国家也都有近视问题，比如澳洲。不过，至少在很长一段时间里，有些民族中无人近视。20世纪50年代初，埃里克·斯盖勒去了格陵兰岛东部的一个小村落，对爱斯基摩人进行眼部检查。有好几百人参加，但没有一个人近视。四十多年后，摩根斯·诺恩再次调查这批村民，发现很多人都近视了。有趣的是，诺恩发现，出生于1942年之前的人，即使有近视倾向，他们也不会近视。

这是怎么回事？为什么同样一批人，以前不近视，现在反而近视了？

精神病学家伦道夫·尼斯是进化医学的鼓吹者，执教于密歇根大学，他对进化跟医学的联姻格外感兴趣。尼斯说，近视眼是一种文明病。简单地说，导致近视的基因，很长一段时间里都代表一种空洞的可能，即这个人可能近视，但他实际上不会近视。根本原因在于，这种近视基因需要合适的舞台，才能表演，才能把人变成近视眼。这种舞台就是近距离频繁用眼，不断盯着看细小的东西。在石器时代的进化环境中，这种舞台从来就没有过。在长达数百万年的进化史上，没有文字，人类结绳记事，口耳相传。孩子也根本不会一天到晚看书写字，盯着纸上密密麻麻的文字符号，很长时间一动不动，呆若木鸡。当他们这么做时，舞台出现，近视降临。许多研究都发现，导致近视的环境因素中，近距离用眼是一个危险因素。这种病在某些职业中特别多见，比如经常使用显微镜的人。

有人看法不同。他们发现，即使待在屋里不看书，孩子也容易近视；在室内待的时间越长，孩子越容易近视。而室外活动越久，孩子越不容易近视。这就意味着，或许导致近视的不是近距离用眼，而跟室内光线有关。但不管怎么说，两种危险都跟新环境有关，这是类人猿老祖先从未有过的经历。至少在没有文字的时代，宅在自家的屋子里，很长时间不出来，不管是不是在里头看书，这都是不可想象的事。

跟近视眼齐名的文明病是鼠标手，官方名称是“腕管综合症”。顾名思义，鼠标手跟使用鼠标（还有键盘）有关，而鼠标的发明可追溯到20世纪60年代，离现在也就半个世纪。当然，经常用拐杖走路也容易患腕管综合症。病人的食指和中指僵硬、麻木、疼痛，大拇指则肌肉乏力，萎靡不振。导致鼠标手的原因是，覆盖手腕正中神经的筋膜过度生长，而这跟手腕关节经常旋转和过度使用有关。可以确定，鼠标手是一种文明病，它跟电脑普及有关。在石器时代，我们的类人猿祖先不会整天敲键盘，不停按鼠标，类似这种频繁旋转腕关节的情形极少。毫不奇怪，程序猿和游戏狂人最容易有鼠标手。他们的工作要求自己经常动手腕。

文明的诅咒，不会停留在眼睛和手腕上。

吃出来的危险

冰岛的农夫养羊为生，富裕的还会养牛。他们把羊毛剪下，作为商品，销往丹麦等国赚外快。有了钱，这些农夫就能进口香料，进口各种奢侈品，比如咖啡和糖。但他们很少进口水果，这导致了严重后果。每年冬季和早春，许多身强力壮的农夫都会患病，被折磨得痛苦不堪：他们牙龈出血，容易疲惫，还会抑郁。他们得了坏血病。原因是缺乏维生素C，而水果中富含这一微量元素，可他们又不进口水果吃。

有趣的是，冰岛农夫在其他季节里没有坏血病。他们这时能吃到当地产的紫浆果和其他植物，其中都含有维生素C。问题就在于，这些救命食物的供应带有季节性。冬天到了，它们销声匿迹，而农人就成了坏血病的受害者。但民间自有民间的智慧，冰岛人后来找到了治病的偏方。他们在沼泽地解冻时挖当归根，还吃一种叫坏血病草的野生植物，哪怕这种草才刚刚发芽。当归根和坏血病草都能补充他们缺乏的维生素。

曾几何时，欧洲的海员和海盗跟冰岛农夫同病相怜。他们常年漂泊海上，很容易得坏血病，最后不明不白死去。等他们明白过来，知道喝橘子汁、柠檬汁能预防时，已是18世纪末了。而在此之前，冰岛人就在利用他们的偏方治病了。"坏血病是一种文明病"，尼斯和威廉斯一针见血地说。这是因为，在石器时代，人类的祖先不会经历冰岛的冬天，不会没任何植物来下饭，也不会像大航海时代的海员那样，把好几个月时间都耗在在大海上，靠吃腌肉维生。

哈佛大学的生物学家丹尼尔·利伯曼说，跟狩猎采集时代相比，农人的饮食好坏参半。一方面，人类驯化了某些植物，把它们变为庄稼，产出谷物，谷物可大量生产，长期储存。但由此导致的缺点也很明显。首先，跟名目繁多的野生食物相比，谷物缺少某些重要的维生素和矿物质，这可能导致各种疾病。在《肠子，脑子，厨子》一书中，人类学家约翰·艾伦也提到了这一点。艾伦说，农人饮食单调乏味，给他们带来了麻烦。

在许多情况下，过分依赖单一的粮食作物会导致维生素缺乏而引起疾病。以玉米为食的人群容易患上糙皮病，这种疾病是由缺乏烟酸（一种B族维生素）引起的。糙皮病的症状非常令人不快，患者可能出现特征性的皮疹、腹泻，甚至精神障碍。一些地方有用某种碱处理玉米的传统，这样可以把玉米外皮中的烟酸释放出来，从而降低患糙皮病的可能。过分依赖精米可能导致脚气病，这是一种因缺乏维生素 B1（硫胺）引起的神经系统疾病。

除了糙皮病和脚气病，坏血症、甲状腺肿以及贫血也是常见的农业病。简单地说，传统农业社会提供的食物种类有限，不能满足人体所需的全部营养成分；而狩猎采集社会就能做到这一点。其次，过于依赖某几种甚至某种农作物风险更大，有些农作物可能歉收甚至闹饥荒。爱尔兰人的遭遇很典型。17 世纪，南美发现马铃薯，引入爱尔兰成为主食。但从 1845 年开始，由于霉菌感染，爱尔兰马铃薯连续多年歉收，收成不及往年的四分之一。结果，数十万爱尔兰人因此丧生。再次，食物长期存储也有感染的风险。比如黄曲霉菌存在于各种谷物、坚果和油料种子中，它分泌黄曲霉素，能导致肝损伤。最后，农人吃大量淀粉，容易蛀牙，还能造成面部感染。在狩猎采集社会，蛀牙很少见，但蛀牙在早期农人中很常见。在西南亚的新月地带，人类最早放弃狩猎采集，耕田种地。结果，蛀牙的比例从 2% 迅速上升到了 13%。

“一些考古学家证实，在许多地方，最早的农民跟被他们取代的狩猎采集者相比，身材更矮小，营养更差，患重病的更多，死时平均年龄也更年轻”。在《枪炮、病菌和钢铁》一书中，戴蒙德这样评价早期人类向农业转变的结果。

农业的诞生，带给人类的并不只是丰收及丰收的喜悦。农业文明以及随后的工业文明，带给我们的不是只有祝福，还有不容忽视的代价。这些代价，或多或少，都跟人类食谱的改变有关。

艾默里大学的博伊德·伊顿和梅尔文·康纳，对比了现代人跟原始人的食谱。毫无疑问，他们找不到原始人，至少找不到活着的原始人。即使找到了，也没法询问这些老祖宗怎么吃东西，每样东西吃多少。不过，世界各地的土著部落是石器时代人类社会的一个缩影，在某些方面很近似。博伊德和梅尔文认为，整理和归纳这些原始部落的食谱，我们就能得到一张原始人的营养清单。给出这份清单之前，我得说出一个事实：科学家普遍认为，包括心脏病、高血压、糖尿病以及某些癌症在内的慢性病，都跟最近一个世纪以来流行的现代食谱有关。这些疾病极少出现在土著人身上，即使是过了花甲之年的土著人。他们吃得不那么文明，但相对健康。

在博伊德和梅尔文的营养清单里，现代人跟原始人只在两个项目上接近，即胆固醇和糖类的摄入量。除此之外，在蛋白质、不饱和脂肪酸、钙元素和维生素 C 等方面的摄入上，现代人都要远远低于原始人，他们的摄入量通常只有原始人的一半甚至更少。而他们摄入的钠元素和脂肪，又明显超过了原始人。简单地说，我们吃了太多的肉类和盐。博伊德留意到，驯养的家畜提供的肉类，在营养成分上跟野生动物不一样。前者含有 25% 甚至更多的脂肪，而后者的脂肪含量要低得多。有人对十多种非洲草食动物进行调查，发现它们的脂肪含量还不到 4%。圈养动物长得更胖更富态，这已成了常识。此外，野生动物脂肪中含有约 4% 的二十碳五烯酸。这是一种长链的多元不饱合酸，能防止动脉硬化。相比之下，牛肉中这种营养成分的含量微乎其微，几乎可以忽略不计。

在过去的一万年里，人类的身体几乎没什么改动，但他们的食物却发生了很大变化，特别是过去一百多年的变化更夸张。这种变化过于剧烈：在进化的尺度上，一万年就是一瞬间，一百年可忽略。于是，一个诡异的场景出现了：古老的身体被置于陌生的环境中，摄入体内的营养跟往日迥异。要知道，人类的臭皮囊不是为这种新环境准备的，也不是为了要吃汉堡包才进化出来的。现在的情形，就像一个生活在卡拉哈里沙漠的布须曼人，突然被带到光怪陆离的纽约曼哈顿，恍恍惚惚，晕头转向，分不清东南西北，搞不定吃穿住行。在极短的时间里，面对极多的新刺激，这一身臭皮囊不知所措，适应不良，于是它生病了。

被劫持的快感

在同样的框架下，尼斯提出了一种新观点，试图理解另一种文明病：吸毒。许多明星都吸毒，不少人甚至因毒而死，比如奥斯卡影帝菲利普·霍夫曼、好莱坞天才导演里弗·菲尼克斯、著名摇滚乐队莱蒙斯的低音吉他手狄·雷蒙、爱丽丝囚徒乐队的主唱迈克·斯塔尔……这个名单可以继续列下去，长度惊人，触目惊心。

尼斯认为，无论是鸦片、吗啡、海洛因，还是冰毒、K 粉、摇头丸，都是高纯度药物，只有在现代提纯技术发明以后才可能出现。在此之前，自然界中并没有致命的毒品，有的只是低纯度的成瘾物质，即植物毒素。我在第一章中谈过它。植物制造毒素，用以防身。这些毒素有麻醉作用。谁吃了它，谁就会不舒服，甚至头晕目眩，腹痛拉稀。自然，这些强烈的生理反应是警告。植物借此撂狠话："别碰我，否则后果自负！"如此惨痛的觅食经历，将使冒失的捕食者印象深刻，不再轻举妄动。植物借此保命。在没有毒品的前提下，吸毒以及吸毒成瘾，都是伪问题。

不过，鉴于植物毒素有杀菌和抑菌作用，原始人有可能使用它们处理伤口，防止感染。有些植物成分还能镇痛。这就暗示，使用毒素曾给人类带来好处，我们的身体并不强烈排斥它。这就让打开吸毒的潘多拉魔盒有了可能。举个类似的例子。我们的灵长类祖先爱吃水果，这个习惯有 2400 万年之久。成熟的水果最受欢迎，里面富含糖分。熟透的水果还有乙醇香味。这就意味着，他们长期以来都在喝水果酒，但酒精度很低。他们的身体也不排斥乙醇。这就让酗酒有了可能。根据水果副产物假设，进化心理学认为，我们爱喝酒，不是因为酒对我们的祖先有什么好处，而是因为他们爱吃水果，他们迷恋水果发酵的香味。喝酒，就是这种口味被诱拐的结果。我们被利用了。

既然高浓度酒有可能诱拐我们的身体，为什么高纯度毒品就不会劫持我们的大脑呢？吸毒，就是毒品劫持了人类的大脑，绑架了我们的快感。

不是只有毒品才能绑架快感。类似的劫持现象，出现在一个经典的心理学实验中，受害者是一只匿名的老鼠。这件事发生在1954年，两名作案者是美国心理学家詹姆斯·奥尔兹和皮特·米尔纳。他们在一只老鼠的下丘脑埋入电极，老鼠按压杠杆，接通电源之后会享受到下丘脑通电的感觉。结果发现老鼠很疯狂，能一口气按好几个小时不休息。不得不说，这是一种狂热的病态行为，在自然界中极为罕见。你什么时候见过这么一只怪老鼠，它不停地拍打脑袋，就像着了魔一样，两眼放光，兴奋莫名？

事实是，这只老鼠的快乐中枢被劫持了：某种刺激击中了它，让它开心得无法自持，不能自拔，只能重复这种行为。这没有任何实质意义，即没有任何进化意义。在自然界中，一只饥肠辘辘的老鼠会因为饱餐一顿而快乐，一只孤单落寞的老鼠会因为喜结连理而快乐，一只病态恹恹的老鼠会因为重获健康而快乐……这些快乐都是真实的，有现实意义。这些经历会鼓励它继续这么做，因而它能得到新的食物和配偶，也能保持健康。同样，在人类中，很多适应行为也能带来快乐。中国古人说人生有四大乐事：久旱逢甘霖，他乡遇故知，洞房花烛夜，金榜题名时。很明显，这些带来快乐的事能帮人更好地生存和繁殖，能给人带来实实在在的进化优势。

可是，当劫持者出现时，快乐就变味了。绑架老鼠快乐中枢的电极，就是一个劫持者。毒品是另一个劫持者，它劫持人的快感。吸毒产生的欣快感让人飘飘欲仙，极为惬意。吸毒者就像脑子被插入电极的老鼠一样，身不由己地要按开关，要继续嗑药。他想快乐，他要更多快乐。但快感很容易被习惯，要产生同样的快感，就要不断加大剂量。这是一个问题。此外，尼斯说，毒品劫持的不只是快乐中枢，还有欲望中枢。如果说快乐中枢的口号是“我想嗨”，那欲望中枢的标语就是“我想要”，哪怕想要的东西有害。随着吸毒的持续，很多人的欣快感不会增加，而吸毒的副作用会逐步浮现，不断积累。他们会经历一系列的不适和痛苦，包括著名的戒断反应。继续吸，已无快感；不继续，像判了死缓。瘾君子会像被抢走奶嘴的婴儿，痛哭流涕，呼天抢地，满地打滚，好像所有意义都被夺去，人活着生不如死。这情形，真是可怕、可怜又可悲。

尼斯对吸毒的看法，跟他对情绪的理解有关。无论是积极情绪还是消极情绪，在他看来，都是个体适应状态的信号。这些信号能告诉人，哪些行为值得再次参与，哪些行为需要及时更改。毒品模拟虚假的积极信号，还阻断真实的消极信号，让人像笨蛋一样做傻事。这种劫持很容易发生。我们天生就缺乏对它们的警惕，就像我们天生就缺乏对乙醇的警惕。我们的老祖先没跟它们交过手，双方也没任何君子协定。我们很脆弱。很多人戒毒之后又重操旧业，不断坠入毒品的泥沼，难以自拔，就是这种脆弱的真实写照。

当然，即使在进化的框架下，吸毒也有其他的理解。贾雷德·戴蒙德认为，吸毒类似于炫耀，炫耀自己有一副好身板。这符合阿莫茨·扎哈维的累赘原理，即为了证明你拥有某种好品质，你必须做蠢事。这事看起来很傻，对你不利，但它的优点就是，你能以此证明只有你能做，别人做不了，也很难模仿，因而蠢事能提供真实可靠的信息，证明你有好品质。很多动物都会做傻事，傻到你只能通过累赘原理来解读它们的行为。灵长类学家达里奥·马埃斯特里皮埃里谈了不少这方面的案例。非洲瞪羚被猎豹追杀时上下弹跳，而不是迅速逃跑，以此暗示对方自己擅长逃命。两只雄狒狒打架对峙，其中一只会随手抓起一只狒狒幼崽，模仿武功高强的独臂老人，好像在说：“小样，我单手就能打败你！”最不可思议的一个案例跟卷尾猴有关。两只卷尾猴会相互戳眼球，以检验它们的关系铁不铁，双方还是不是好朋友。

那么，人是不是也跟这些奇葩动物一样，通过吸毒来自残，以证明自己有某种好品质？理论上有可能。不过，人类学家欧几里得·史密斯认为，男人有可能：他们吸毒，就是要证明自己身体棒，证明自己有好基因，这样就能吸引更多女人（瘾君子是否情场更得意，还有待证明）。可女人为什么也吸毒？她们不需要吸引太多男人，而且吸毒对孩子也不好。女人没理由这么做。戴蒙德的观点难以自圆其说。相比之下，尼斯的说法更合理，即无论男女，人类都可能被毒品劫持。他们是受害者，不是行为艺术家。

当哺乳动物遭遇奶瓶和手术刀

在人类的进化史上，99.99%的时间里都不存在奶嘴。作为数千种哺乳动物中的一员，人类在绝大多数时间里都是母乳喂养，这也是哺乳动物命名的缘故所在。婴儿出生后，就会主动寻找母亲的乳房，还会娴熟地含住乳头，卖力吮吸。这是一套近乎自动化的动作，浑然天成，一气呵成。这套动作能确保它们得到足够营养，维持生存，这是自然选择给婴儿的馈赠。婴儿吃奶的时间，据人类学家调查，在现代狩猎采集社会中大概持续四年。母亲会根据它们的需要随时喂奶，哪怕是外出劳作，也会把它们随身携带。白天，平均每两小时母亲就会喂奶一次。

不过，在很多国家，这种传统的喂养方式已被抛弃，取而代之的是奶瓶喂养。婴儿半岁时，母亲就断奶，然后在奶瓶里冲奶粉，让婴儿吮吸奶嘴，自己养活自己。这不是当妈的心狠，不爱孩子，她们也迫于无奈。很多女人想多喂奶，可惜产假不长，顶多就几个月，有的国家还不带薪。此外，无论在工作场合还是公共场所，撩开衣服喂奶也多有不便。有当事人不好意思，也有旁观者横加指责，说有伤风化，但不会反省自己是不是想多了。在狩猎采集社会，女人当众喂奶，如入无人之境，自己很淡定，别人也淡定，大家都觉得这天经地义，没什么不好意思。

母乳喂养不断式微，奶瓶喂养迅速普及，这种惊人的喂养模式变化，就发生在刚刚过去的一百年里。这意味着什么呢？这意味着母乳喂养优势的丧失，以及奶瓶喂养风险的降临。

澳大利亚医生简·爱伦和悉尼大学的黛布拉·海克特合作，对1996～2005年之间的母乳喂养研究深入分析。他们搜集的资料包括24项综述和元分析，以及24项晚近的研究。两人还根据证据强弱，把结果分为三类：明确可信，这意味着所有结果都一致；比较可信，大多数结果都一致；有待商榷，方法严密的研究较少，目前还不能下结论。她们发现，母乳喂养能给婴儿带来诸多“明确可信”的好处，能减少罹患各种疾病的风险，比如胃肠疾病、中耳炎、呼吸道疾病、坏死性肠炎。它对母亲也有“明确可信”的好处，她们的身体能更快复原，降低产后不孕，减少更年期前罹患乳腺癌的风险。母乳喂养还能降低婴儿哮喘和过敏的发病率，促进智力发展，减少白血病、尿道感染、炎症性肠病、乳糜泻的风险，防止婴儿猝死综合症的发生。同时，这种喂养对母亲也有好处，能减少肥胖，降低卵巢癌、风湿性关节炎和更年期后乳腺癌的发病率。这些都比较可信。

2009年，以哈佛大学艾莉森·施蒂布为首的研究者报告了一项大型研究，他们对超过60000名孕妇进行了长达八年的追踪。结果发现，假如一个女人的母亲或姐妹没有人得过乳腺癌，那么母乳喂养跟她得不得乳腺癌没关系。可是，假如这个女人的母亲或姐妹有人得了乳腺癌，那么母乳喂养能把她得乳腺癌的风险降低60%。简单地说，对有乳腺癌遗传风险的女人来说，给孩子喂奶对自己更健康。

母乳喂养的优势，恰恰就是奶瓶喂养的劣势。因此，在某种程度上，奶瓶喂养的劣势已被揭示出来了：在帮助婴儿对抗各种疾病方面，奶瓶喂养显然不如母乳喂养给力。除了在原料方面有差别之外，奶瓶喂养的方式也会给婴儿和父母带来不利影响。中国台湾有研究者花了一年时间，追踪了几十名早产儿的喂养过程。他们发现，奶瓶喂养会降低婴儿的血氧饱和度，降低他们的体温。咂奶嘴时，婴儿会有两次呼吸暂停，每次超过20秒，还会有多次血氧饱和度不足的情况出现。这些不良现象，在母乳喂养时一次都没有出现。美国有研究者发现，跟通常的印象恰恰相反，奶瓶喂养不会让父母有更多的睡眠时间，他们平均每晚要比母乳喂养的父母少睡一小时，还报告有更多睡眠障碍。

我在第二章谈过“老朋友假设”，它能帮我们理解乳房的优势和奶瓶的缺点。跟配方奶不一样，母乳最大的优势是它含有很多免疫因子，能帮婴儿建立强大的免疫系统。这是婴儿对抗疾病的一道天然防线。在这一点上，任何一种配方奶都没法跟母乳相提并论。毕竟，母乳的免疫因子是为婴儿量身定做，精心准备的。当婴儿还在子宫里时，它们就跟母亲暴露于相同的环境中，同呼吸，共命运：两者遭遇的毒素、病毒和其他微生物相同，因此形成的免疫系统也一样。乳汁既能提供充分的营养，又能给予强大的防护，吃奶长大的孩子更健康，似乎不难理解。

母乳喂养的好处，奶瓶喂养的缺点，许多人都看到了。斯图尔德·艾伦对此有过一针见血的评论，说奶瓶喂养导致的恶果堪比大屠杀。下面是他的说法，我们不妨一听。

> 据世界卫生组织估计：每年由于采用配方奶粉取代母乳喂养，导致一千五百万婴儿的不必要死亡。这些婴儿的死亡倒不是由于配方奶本身的问题，而是由于世界上某些地方用于调配再生奶的水源受到了污染。但是水源相对干净的国家同样也存在问题，因为人工喂养的婴儿更容易得肥胖症，智商低下，也更容易得严重的敏感症，有时还会患上学习障碍症。据估计，仅仅美国一个国家每年要花费二十亿到四十亿美元治疗与人工喂养有关的疾病。

既然母乳喂养有那么多好处，为什么它日渐式微，而奶瓶喂养却大行其道呢？一个很重要的原因是，商业利润。配方奶市场年产值高达数百亿美元，资本逐利的本性意味着，没有任何一个商人想放弃它，毕竟，卖奶粉不是卖毒品，它不违法。于是，奶粉的制造商、经销商、广告商自然要使劲宣传配方奶的好处，比如方便，而对于配方奶的坏处，他们闭口不提，把这些对挣钱不利的信息隐藏起来，不让公众知道。但另外一个同样重要的原因，常常被人忽视，就是母乳喂养需要克服不少困难。喂奶的母亲需要足够的产假，比如六个月，甚至一年；她们也需要便利的空间，比如工作场所有便于喂奶的隔间。许多母亲在孩子最需要吃奶时，被迫丢下孩子去工作，因为要挣钱。这样看来，母乳喂养绝不只是一个简单的个人选择问题，它是社会问题。公众知情，名人呼吁，政府支持，只有这样多管齐下，这个问题才能最终解决。假如政府有远见，它就应该为母乳喂养提供各种便利。毕竟，一个国家的未来取决于它的公民素质，而它的公民素质又在很大程度上取决于母亲对孩子的照料。母乳喂养，就是这种照料的一部分。

除了母乳喂养，婴儿免疫系统的发育还跟母亲的分娩模式有关。这就不得不谈剖腹产。跟奶瓶喂养类似，医生用手术刀帮女人生孩子是近代以来才有的事。这种发明出现于 17 世纪的欧洲，但限于当时的医疗条件，很多产妇会因出血和感染而死。不过，随着医学的进步，剖腹产的并发症得到了控制，越来越多的女人在分娩时都要在肚子上划一刀。2007 年，美国有 30% 多的产妇剖腹产，中国的数字接近 50%，而在巴西的某些私人诊所中，剖腹产甚至占到了 80%。在这种手术日益流行的情况下，许多自体免疫病和过敏病也日渐猖獗。对照研究发现，跟顺产婴儿相比，剖腹产婴儿更容易患过敏性鼻炎、哮喘和乳糜泻。佛罗里达大学的约瑟夫・诺伊和约纳・拉辛认为，这跟“老朋友假设”有关。剖腹产的孩子容易生病，因为他们的免疫系统较弱。而免疫系统较弱，又因为他们在出生时没有及时地被老朋友殖民。母亲产道内含有大量细菌，从产道中分娩的婴儿很早就能跟这些老朋友亲密接触，但剖腹产的婴儿就没这么幸运了。

加拿大阿尔伯塔大学的梅根·阿萨德等人化验婴儿粪便，发现剖腹产的孩子体内肠道菌种类不多，数量也少。还有人发现，剖腹产会使婴儿肠道内的老朋友安家过程受干扰达六个月之久。甚至在七年之后，他们的肠道菌群依然跟常人不同。这些都在说明一个问题：出生时有没有经过产道，很重要。此外，进化心理学家高登·盖洛普还指出，婴儿在吮吸乳头时也在接触老朋友，因为乳头周围也有很多有益的细菌。许多剖腹产的母亲会延迟或减少母乳喂养，这无疑是雪上加霜，让婴儿接触老朋友的机会变得渺茫。更糟的是，剖腹产之前需要打麻醉针，为了防感染，还会使用抗生素，而抗生素遇到老朋友之后就会对它们大开杀戒。这下好了，想要拥有一个正常而强大的免疫系统，对于在手术刀帮助下出生的孩子来说，可谓难上加难。于是，包括哮喘在内的许多病，就会在以后的岁月里骚扰他们。

盖洛普认为，奶瓶喂养还可能导致产后抑郁。早在 1988 年，康奈尔大学医学院的弗吉尼亚·苏斯曼就搜集了不少个案，这些案例暗示断奶可能会导致母亲抑郁。在其中一个案例中，一个 28 岁的女人在给孩子喂奶四个月后开始断奶，两周之内她就变得焦虑、悲伤，容易流泪，感到内疚，浑身乏力，无法集中注意力。类似情形出现在其他好几个案例中，通常断奶后的两周内母亲就会陷入抑郁状态。此外，帕特里夏·汉娜等人追踪调查了 200 多名产妇，发现使用奶瓶喂养的母亲更容易陷入产后抑郁。其他研究者也发现了同样的现象。自然，有可能是产后抑郁减少了母乳喂养，也有可能是缺乏母乳喂养导致产后抑郁。两者之间，谁是因谁是果，有待确证。

两种可能性中，盖洛普更偏爱后者。在他看来，奶瓶喂养的实质就是人工断奶，而人工断奶这样的行为，在进化史上作为一种线索，通常是在婴儿夭折之后，母亲自然而然接触到的一种古老信号。这种信号来自于她的身体，不经过她的大脑皮层，告诉她孩子没了，现在需要进入抑郁模式。当婴儿有先天缺陷或严重健康问题时，母亲也容易进入抑郁模式。这一模式能让女人减少情感和精力投入，从而减少损失，把有限的资源留给其他孩子。这么做，能得到更好的繁殖结果。此外，抑郁模式还能获取亲人的关心和帮助。这样一看，奶瓶喂养这一新发明，错误地触发了抑郁模式的开关。

奶瓶喂养还有另一个风险，即出生间隔的缩短。石器时代，女人大概每四年生一个孩子，这让她们有充分时间照顾后代，也能为未来生育下一个孩子做好充分准备。然而，奶瓶喂养的出现，意味着女人可以在更短的时间里生第二胎。这就有可能导致她们没调整好，身体状态跟不上，影响婴儿健康。美国哥伦比亚大学的研究者调查了1992～2002年之间整个加州的婴儿资料，包括72万多对同胞兄妹。他们发现，怀孕间隔影响新生儿的自闭症风险。间隔越短，婴儿得自闭症的风险越高。以生育间隔三年以上为参照点，同一年内出生的第二个孩子，患自闭症的风险是普通孩子的3倍多。

现代食品，让人吃得更舒服。现代技术，让人生娃更舒服。舒服是好东西，我不否认，但舒服的代价是坏东西，我也不否认。同样不容否认的是，人类的休息模式越来越舒服，椅子和沙发的发明，让人随时可坐，想坐多久坐多久，想摆什么姿势摆什么姿势。但许多人不知道，久坐可能是一剂慢性毒药，让人提前向死神报到。

坐以待毙

坐以待毙，意思是身处艰难之时，有人不积极想办法，而是消极被动，认命等死，仿佛死猪不怕开水烫，但没那么豁达。仔细品味，这个词还有习得无助的意味。也许，坐以待毙正是绝望和无助的结果。不过，抛开这些寓意，在现代社会里，“坐以待毙”突然有了一种原始而朴素的含义，坐着就是等死，坐得越久，越容易死。事实上，久坐致死，几乎已成为科学界的新常识。不断有流行病学研究发现久坐损害健康，但大多数人对此茫然无知，漠不关心，他们已经坐习惯了。

这情形，让人想起了吸烟致癌。假设有人是个老烟鬼，每天一包烟，抽了二十年，你好心告诉他，说吸烟有害健康，很可能碰一鼻子灰。他稍有涵养，会一笑置之，充耳不闻，你说你的，他吸他的，该怎么吸还怎么吸。毕竟，命在人家手里，你瞎操什么心。我猜，你好心告诉人家，说久坐有害健康，可能会有同样结果，同样无果。不过，改不改是别人的事，说不说是我的事。久坐致死，值得一说。

美国癌症学会的阿尔帕·帕特尔带着自己的团队，追踪了 12 万美国人，调查长达 14 年。他们在 2010 年发表了研究结果。阿尔帕发现，除了不经常锻炼之外，导致早死的一个重要因素就是静坐时长。跟每天静坐不超过 3 小时的人相比，每天静坐超过 6 小时，男人的死亡率提高 20%，女人的死亡率提高 40%。坐得久，又不爱运动，这样的人最容易死。在此之前，来自日本、加拿大和澳大利亚的多项流行病学调查，也都得到了相似的结果。这些调查也都追踪多年，调查人数从 8800 多人到 80000 多人不等。在此之后，规模更大的一项调查在澳大利亚展开，有 22 万人接受了为期四年的追踪。该研究发现，跟每天静坐不到 4 小时的人相比，每天静坐超过 11 小时，死亡风险增加 40%。

久坐为何致死？阿尔帕认为，这可能是因为久坐致病，久病致死。密苏里大学的马克·汉密尔顿整理了久坐致病的研究，发现很多证据，都指向久坐致病：久坐跟代谢综合症、心脏病和二型糖尿病关系很密切。

早在 20 世纪中叶，流行病学调查就发现，需要久坐的行业容易发生心脏病：公交司机比公交售票员更容易得心脏病，邮件分拣员比邮递员更容易得心脏病。起初的久坐时间是通过询问得到的，有人可能会说，这种方法稍显主观了点。但静坐时长不是什么隐私，回答者犯不着撒谎，答案还是值得一信。不过，研究者还是想出了新办法，他们把计时器绑在人们腰上，根据连续多年的数据判断久坐时间。这种办法更客观，获得的结果跟原来一样。除了心脏病之外，久坐还容易使人发胖，使人患上二型糖尿病。

以哈佛大学公共卫生学院的弗兰克·胡为首的研究团队，在长达6年的时间里调查了近7万名美国女性。他们发现，坐在家里看电视将增加肥胖和糖尿病的风险。每多看两小时，肥胖风险增加23%，糖尿病风险增加14%。而无论是站着、走动还是健步走，都能降低风险。昆士兰大学的吉纳维芙·希利等人也发现，仅仅是打断久坐状态就能减少代谢异常，打断的次数越多，这种积极效果越明显，甘油三酯和餐后两小时的血糖含量都会因而下降。

久坐致病，在很大程度上跟代谢异常有关。在动物实验室里，有的小鼠被固定住，要坐很久，不能站起来，也不能走动。结果，它们血液中高密度脂蛋白一天之内就迅速减少，而且这一过程会持续很多天。当人类股四头肌的收缩活动长时间受限制时，它们吸收血脂的能力就会大大降低，这可能跟脂蛋白酶的丧失有关。于是，这些脂肪就继续留在血液中，日积月累，肥胖和糖尿病也就不请自到了。

前一章谈肥胖，我提到一种解释：吃得多，动得少，这是危险因素。换句话说，人类的代谢模式发生了变化，这种变化给身体带来了挑战。很可能，现代人跟原始人在食量方面差不多，每天摄入的能量相差无几，但问题在于，原始人吃得多，也动得多。他们每天必须花费大把时间打猎和采集，因此身体的热量平衡没问题。农业诞生，但农人日出而作，日落而息，每天几乎都得劳动，运动量还是很充分。能量支出明显减少，这是工业革命之后的事。各种繁重的劳动可由机器代人完成，越来越多的人被固定在流水线上，办公室里，于是代谢不平衡出现了。

哈佛大学的丹尼尔·利伯曼给过一组数据，说明现代人能量支出在减少。有一个指标叫身体活动水平，它是一个比值（PAL），参考值是一个人在室温下全天睡觉消耗的能量。比值越大，代表活动量越大，能量支出越多。在大多数狩猎采集社会，男人的 PAL 值是 1.9，女人的 PAL 值是 1.8，而世界各地的农人活动量跟他们差不多，男人平均是 2.1，女人是 1.9。但是，现在，世界各地办公室职员的活动量都很小，发达国家平均 PAL 值是 1.56，发展中国家是 1.61。显然，跟猎人或农人祖先比起来，办公室里的类人猿过得更安逸。

但这种安逸，不是免费的。

写到这里，我有意识地站了起来，在空荡荡的办公室里走了几圈，才又坐下来。我也是一个久坐者，因为要备课，要读书，要写作。环顾四周，人把太多时间花在了椅子上：他们坐着吃饭，坐着发呆，坐着聊天，坐着敲键盘……一天里，他们至少有一半时间压迫无辜的屁股。农业文明让定居成为常态，也让人有了安逸的可能。现代社会的各种交通工具和沟通工具，则让安逸在全球范围内成为现实。久坐成为安逸的象征：吃东西甚至都不用出门，打电话随时叫外卖；买东西也不用逛商场，网上下单等快递；学知识甚至也很便捷，网络课程有的是，很多还免费。可是，这种安逸也让人付出了不菲的代价：久坐致病，久病致死。这里，进化的解释很明了：我们缺乏适应安逸的内在设置。人体本是用来适应石器时代的环境，它对付不了现代文明的安逸。

安逸，喝着很甜，其实是一杯苦酒。

石器时代远没有这么安逸，我们的祖先不看电视，也不会整天坐着，无所事事。他们每天都在忙碌，因为他们懂得，不是生命在于运动，而是活命就得运动：寻找食物，男人打猎，女人采集。而当文明的曙光初现在地平线上，农业的发明使得定居成为一种典型的生存模式。当现代的技术发明不断把安逸和舒适提供给人，让他们过着优哉游哉的现代生活时，我们同时也在承受新的挑战，那就是现代环境带给我们的文明病。糖尿病、过敏症，仅仅是文明病的冰山一角而已。

不孕不育也是一种文明病。我们同样可以从进化的角度理解它。在人类进化史上的绝大多数时间里，甚至包括传统农业社会在内，女人 30 岁嫁人、男人 40 岁娶妻都很罕见，不是标准设置。对女人来说，20 岁到 30 岁之间，她生育力最强；对男人来说，情况差不多，但年龄上限要靠后一点。在漫长的史前时代中，大多数人都能在生育力衰退之前传宗接代；没有生育力的会被淘汰出局，我们都是这一时期有生育力者的后代。而到了现代社会，男人和女人结婚晚，生育也晚，越来越多的人将在客场作战。他们在生育力优势丧失时，才打算生育。于是，他们失去了主场优势，获胜的筹码越来越少，失败的可能越来越高。在《怀孕文化史》一书中，克莱尔·汉森甚至都意识到了这一点。

> 众所周知，患不孕症的人数还在持续增加，但个中原因我们只能了解到一部分。改变工作模式和生活方式，显然是一个主要因素。在过去，女人在很年轻的时候就生孩子。而现在，很多女性都会推迟履行母职，直到确定了自己的职业地位才考虑生孩子的问题，这时她们往往都三十多岁了。在这个年龄阶段，她们的生育能力已开始下降：最近的一项研究表明，女性和男性的生育能力下降得比我们原来认为的还要早——女性的生育力在年近 30 岁时就开始下降，而男性是在年近 40 岁时就开始下降。

文明病的数量之多，恐怕远超你的想象。丹尼尔·利伯曼搜集了一份清单，列举了部分非传染性的文明病；他把它们称之为“错配病”。我不厌其烦，抄录如下：胃酸逆流、粉刺、阿尔茨海默病、焦虑症、呼吸暂停、哮喘、香港脚、多动症、拇囊炎、某些类型的癌症、腕管综合征、蛀牙、慢性疲劳综合症、肝硬化、便秘、冠心病、克罗恩氏病、抑郁症、2型糖尿病、尿布疹、饮食障碍、肺气肿、子宫内膜异位、脂肪肝综合症、纤维肌痛、扁平足、青光眼、痛风、锤状趾、痔疮、高血压、碘缺乏症、阻生智齿、失眠症、肠易激综合征、乳糖不耐受、下背痛、咬合不正、代谢综合症、多发性硬化症、近视眼、强迫症、骨质疏松症、足底筋膜炎、多囊卵巢综合症、子痫前期、佝偻病、坏血症、胃溃疡。

必须强调，这还仅仅是部分文明病，全部清单有多长，没有人知道，因为不断有新病产生。文明所到之处，给人便利，给人安逸，但也给人烦恼，给人痛苦。利伯曼把这些错配病归因为“进化不良”，认为它们由文化导致，跟生物遗传无关。文明病之所以流行，是因为我们把致病的文化环境传给了后代，而他们则再一次把这种环境传给他们的孩子。如此循环不已，代代流传。文明病难以对付，因为它们是慢性病，不传染，很难治疗，更难预防。还有，它们通常不影响人的繁殖成败，多在更年期之后发病，因而逃过了自然选择的镰刀，不容易被淘汰。更重要的是，导致这些病的因素，常常也给人带来好处，带来种种文化收益。比如，一个人从小努力读书，日后更可能飞黄腾达，哪怕他会得近视眼，配副眼镜很简单，花不了多少钱。久坐会让人得痔疮，但办公室的小职员，努力挣钱，加班工作，也都得有“久坐不动”的功夫，才能养家糊口，获得晋升。

这样看来，对付文明病，任重而道远。要跟贪图安逸的下意识作战，很不容易。要战而胜之，更得有勇气，有智慧，还得不断努力。但我想，只要你开了头，上了道，不是一味求安逸，就可能驾驭它，而不是被它驾驭。

忘了说，癌症，也是一种文明病。

癌症与进化

在令人眼花缭乱的文明病清单上，癌症是绝对绕不过去的一位。它的别名叫恶性肿瘤，包括很多凶神恶煞的成员，比如食道癌、胃癌、肠癌、鼻咽癌、肺癌、乳腺癌、子宫癌、血癌、骨癌，还有肝癌。世界卫生组织的统计表明，癌症在世界范围内是一个首屈一指的杀人恶魔，仅仅在 2012 年，它就恶狠狠地夺去了 820 万人的生命。而且，癌症猖獗的趋势还会继续，据估计，每年患癌的人数将从 2012 年的 1400 万人增加到 20 年之后的 2200 万人。

2015 年，著名演员安吉丽娜·朱莉公布了一条令人震惊的消息，要动手术，切除子宫和输卵管。而在此之前的 2013 年，朱莉就动过手术，切除了乳腺。这是怎么回事？一个名女人，在事业如日中天之际，不断动手术修理自己。同样的手术要是放在男人身上，不就相当于自宫么？朱莉不傻，她怕死，怕死于癌症，因为她携带一种突变基因，极可能患上致命的卵巢癌和乳腺癌。两种都是生殖癌，跟生殖系统的病变有关。

在某种程度上，癌症跟繁殖模式的转变有关。正是在这个意义上，癌症带有鲜明的文明病色彩。1976 年，剑桥大学的罗杰·绍特提出一种观点，认为跟进化史上的人类祖先相比，现代人的繁殖模式已极大地偏离了他们祖先的模板，这带来了很多意想不到的结果，其中就包括癌症。在某种意义上，癌症也是丹尼尔·利伯曼所说的错配病：老身体碰上了新环境。这里的环境说的是繁殖模式。

我们来看两个繁殖场景。

场景一。在她 16 岁时，名叫妮莎的土著女孩第一次来月经。不久，她就跟一个同村的青年男子结婚。到了 19 岁，妮莎怀孕，分娩后一直给婴儿喂奶，直到孩子长到 4 岁左右。接着，她又第二次怀孕，于是继续生娃，继续哺乳。生了又怀，怀了又生，不断重复，一直到她50岁停经。在此之前，她大多数时间就处于怀孕、生娃和哺乳的往复循环中。这意味着，她很少遭遇大姨妈。无论怀孕还是哺乳，都能抑制排卵周期，她处于漫长的自然避孕状态中。

场景二。在她12岁时，名叫露西的美国女孩月经初潮。不久，她就跟一个同班的男孩恋爱了，后来她又换了几任男朋友。但她觉得没准备好，也没发现哪一位适合结婚。就这样，到了30岁，露西才跟一个事业有成的男人结婚。婚前，她跟前男友上过床，还堕过胎。婚后两年，她怀上了孩子。生下孩子才几个月，她就给孩子断了奶，因为要上班，带孩子不方便。她请了保姆，买了奶粉，教孩子吮吸奶嘴，让孩子习惯奶瓶。不久，她的排卵周期又开始了。一年后，她怀了第二个孩子。生下第二个孩子后，她跟丈夫就没再要孩子，就这样一直到了更年期。

不用说，大姨妈拜访美国女孩露西的次数更多。她生孩子的次数少，哺乳期也短，这就留下了大把时间让大姨妈发威。于是，每隔一段时间，她就要“倒霉”一次，在自己的前半生中跟大姨妈遭遇数百次。这种阵势，土著女孩妮莎从未经历过。毕竟，在她的部落里，女人一辈子经历的排卵周期也就一百来次。跟露西比起来，妮莎是小巫见大巫，相形见绌。女人一生的排卵周期数，不同研究者计算的数值不同。博伊德·伊顿估计，土著人是160个，美国人是450个。而密歇根大学的贝弗利·斯特拉斯曼发现，马里的多贡人是109个，美国人是400个。固定值可能没有，毕竟，女人跟女人之间总有差异。但抛开表面的不同，有一点可以确定，即现代人比土著人更容易遭遇大姨妈，她们排卵周期更多。

那么，这种差异有何意义呢？

答案，这种差异跟癌症风险有关。博伊德·伊顿等人搜集了很多证据，表明排卵周期数跟多种癌症有关：月经初潮越早，越晚生娃，生育次数越少，更年期来得越晚，越容易患乳腺癌和子宫癌。此外，生育次数少也会增加卵巢癌的发病率。博伊德等人还根据他们的理论模型，算出这样一个惊人的结果：假如能活到60岁，现代西方人罹患乳腺癌的几率是土著人的100倍！

这是为什么？假如你了解了癌症的本质，就不难理解这些“耸人听闻”的科学发现了。跟癌症有关的肿瘤细胞自私而可怕，因为它不断分裂，就像一个在歧路上狂奔的暴徒，早就不受身体命令的控制。当它转移到别处时，会继续为非作歹，这就是肿瘤细胞的转移。正常细胞听从身体指令，让它死它就死，很多道程序控制着细胞的分裂和死亡。但极少数的肿瘤细胞例外，它们逃脱了这些程序的控制，肆无忌惮地扩散和转移。这些突变细胞是正常细胞分裂时偶尔出现的。每一次排卵周期到来，都伴随着荷尔蒙对身体组织的刺激，于是，这些组织会不断经历周期性的分化、增殖和减少，而每一次这样的过程都伴随着体细胞的有丝分裂。这样的次数越多，产生肿瘤细胞的机会就越大。无论是在乳腺组织还是在子宫的上皮细胞中，雌激素的周期性变化都是催生肿瘤细胞的重要原因。

在《癌症楼》一书中，借瓦季姆之口，索尔仁尼琴说出了他对癌细胞的理解；这位俄罗斯作家，曾在癌症的魔爪下死里逃生。

> 还是在来这里之前，我读过一本书。读了之后立刻就明白了。不过问题是，哪怕我来得并不晚，他们仍然会不敢给我开刀。黑素细胞瘤很可恶，手术刀稍微一碰，马上就会转移。它也是想活着，按自己的方式活下去，你懂吗？在我耽误的这几个月的时间里，腹股沟也出了毛病。

黑素细胞瘤就是一种皮肤癌。需要提醒的是，瓦季姆说癌细胞不想死，也想活下去，这不仅仅是隐喻。它其实暗示，在人体内，细胞之间同样存在着自然选择。自然选择有三元素：变异，遗传，选择。

在突变细胞中，不同细胞的分裂能力有强有弱，这是变异；分裂能力能遗传，分裂能力强的细胞产生的克隆细胞也更容易分裂，这是遗传；分裂能力强的细胞留下了更多的克隆细胞，这是选择。

早在1976年，诺埃尔就指出，癌症是一套微观进化系统。但过了很多年，这一观点才获得学界重视。简而言之，癌细胞是进化的产物，是不断选择的结果。“癌细胞和致癌基因的进化，跟桦尺蠖和雀鸟的进化遵循同样的法则”，有研究者如是写道。癌细胞跟正常细胞抢资源，抢空间，这就是同类竞争。同时，癌细胞还面临免疫系统的围追堵截，就像羚羊面临猎豹的追杀，这是猎物跟天敌之间的斗争。人体内的生存竞争，同样惨烈。颇具悖论意味的是，免疫本来是要防患未然或已然，对付异己分子，它就像是人体的防暴警察。但哪里有压迫，哪里就有反抗，免疫的选择压力制造出了更强大的敌人，因为不够强大的都被消灭了，能存活下来、逃脱追杀的癌细胞必然更狡猾，更强大。比如，它们产生更强的免疫抵抗力，分泌对免疫不利的化学物质，或制造免疫难以发挥威力的低氧环境。

绍特和伊顿等人的发现，有助于理解前面提到的另一个现象：母乳喂养有抗癌作用。我们知道，母乳喂养能抑制女人的排卵周期，减少雌激素对她们身体的周期性刺激，从而降低罹患生殖癌的风险。其实，除了繁殖模式的变迁，导致癌症更频发之外，工作模式的变迁也有类似作用。医院里的护士有的值夜班，有的值日班，值夜班的护士更容易患乳腺癌。在挪威进行的一项大型调查发现，视觉受损的女人患乳腺癌的概率是其他女人的一半。按照理查德·斯蒂文斯的假设，这是因为，夜晚的灯光破坏了褪黑激素的合成，而这种激素具有抗癌作用。于是，长期暴露于夜晚的灯光下，就增大了女人的患癌风险。视觉受损的女人因祸得福，她们反而少受夜晚灯光照射的不良影响。但是，我们知道，在人类进化的环境中，长期处于夜晚的白炽灯下，这是从来没有过的事。女人的身体，一时还不能适应这样的新环境。

我们可以把癌症比喻成一场车祸，由汽车失控引起。而在油门故障、刹车失灵的情况下，汽车最容易失控。这里的“油门故障”是说致癌基因不断出现，不断积累，而“刹车失灵”说的是“抑癌因素”编织的防线不断被突破，直到最后一溃千里。癌细胞是一种疯狂的细胞，它不断分裂，没日没夜，细胞正常死亡的程序被破坏，指令被忽视，不断为了一己之私而耗用机体的资源和营养，最后攻城略地，就像狡猾的草寇一样，打起了游击战，从一个部位转移到另一个部位，神出鬼没，遍地开花。这时，良性肿瘤变成了可转移的恶性肿瘤，也就是癌症。本质上，癌症是失控的细胞分裂制造出来的一个大魔头。它是基因病，跟致癌基因的不断积累有关，跟抑癌基因的不断失效有关。繁殖模式的变迁，增加了致癌因素；工作模式的变迁，减弱了抑癌因素。

这样看来，癌症是一种基因病，跟突变基因的出现有关。而突变跟细胞分裂的次数有关。细胞分裂的次数越多，越有可能产生癌细胞。细胞分裂次数跟寿命有关。一个人活得越久，他身体里的细胞分裂次数就越多。这意味着，癌症跟年龄有关，越是年长的人越容易患癌。这几乎成了常识。进化生物学家麦尔·格里夫斯指出，65 岁以上的老人，5 年内死于癌症的风险比 25 岁的年轻人高 50 倍；有人做尸体解剖，发现 70 岁以上的男人超过 25% 都患有某种前列腺癌，90 岁以上的男人患这种癌的比例更高；对女人来说，80% 的癌症发生于她们更年期之后。说完这些，格里夫斯还调侃了一句：“显然，癌症和衰老有关，想避开癌症，最好的办法就是早点死。”悉达多·穆克吉也提到了类似的发现：“癌症是一种与年龄相关的疾病，其发生概率有时是呈指数性地随年龄增加。如患乳腺癌的概率在 30 岁左右的妇女中是 1/400；而 70 岁左右的妇女，每 9 人就会有 1 人患乳腺癌。”现代社会癌症多发，在某种程度上，这可视为长寿的一种副作用。

格里夫斯提到，某些细胞寿命长，复制能力强，善迁移，这类细胞引发癌变的可能性最大。它们暂时处于发育的胚胎中，但会长久地存在于不断自我更新的组织中，比如血液、皮肤和内分泌腺。这就是干细胞。干细胞很重要，它是组织重建的储备库，拥有极强大的分裂能力。假如有人因为化疗而血液耗竭，在几周之内，一个干细胞就能补充人体所需的全部血液。但干细胞的这种能力是把双刃剑，它的快速分裂能力也伴随着癌变的风险。可以想见，某种组织细胞分裂最活跃时，癌变风险也最大。青春期，长骨生长旺盛，但这时骨癌和骨肉瘤的风险也最大。

癌症是一种基因病，但它也跟很多环境因素有关。癌症的实质是基因突变导致的细胞分裂失常，而很多环境因素能影响基因突变。致癌物能加快基因突变的速度，让它如虎添翼。很久以前，人们就发现，很多物质有致癌作用。美国总统格兰特死于喉癌，他喜欢抽雪茄。弗洛伊德是一杆老烟枪，每天抽 20 支雪茄，最后死于口腔癌。有趣的是，抽烟方式改变，引发的癌症类型也变。用嘴嚼烟草，容易得口腔癌；吸鼻烟，容易得鼻癌。有医生报告说，有个病人得了最致命的舌癌。她说，我一辈子都喜欢用手拿一只小牙刷，把它浸到鼻烟里，然后用力擦我的舌头。除了烟草，致癌物还有很多。英国以前有不少小男孩，经常爬到烟囱里清扫，他们容易得阴囊癌，因为雇主不给他们充分的防护。早期采矿工经常遇到氡气，这是铀元素的一种放射性产物，能导致肺癌。发现铀的居里夫人，最终也是死于铀辐射引发的白血病。跟石棉接触的人则容易得胸膜癌和腹膜癌。

致癌物不是罪魁祸首，但是一个可怕的帮凶。令人担忧的是，很多致癌物跟人有关，有些是人发现的，有些是人发明的。铀元素是人发现的，但原子弹是人发明的，原子弹爆炸产生的核辐射自然是文明的产物。吸烟致癌，几乎已成常识。烟草中含有大量致癌物质，比如尼古丁、烟焦油、芳香类化合物，等等。吸烟是人主动跟致癌物接触，接触越久，越可能患癌。人还被动接触很多致癌物，但他不知道，即便知道了可能也无可奈何。毕竟，敌人太多了，太新了，躲不胜躲，防不胜防。

> 我们是狂热的化学仿造者：我们发现了提取、纯化和令分子反应以产生惊人的新分子的能力，我们已经开始在自己周围编制新的化学宇宙。我们的身体、我们的细胞、我们的基因，都因此一再地沉浸在不断变化的分子中——农药、药物、塑料、化妆品、雌激素、食品、激素，甚至还有新形式的物理刺激，如辐射和电磁。其中有些不可避免地会致癌。我们不能对这个世界闭门不纳，或者远遁他乡。因此我们的任务就是警觉地筛选出真正的致癌物，把它们和无辜且有用的物质分开。

穆克吉的这段话说得好。他的《众病之王：癌症传》不是为癌症立传，而是记录人类抗癌的努力，为先行者树碑，为后继者鼓劲。正如他所说，“煽动对癌症的焦虑很容易”，但过分担忧，对解决问题也有反作用。跟前人相比，我们对癌症的认识更深入，更完整，癌症的统一理论正在形成。在这个过程中，进化医学扮演了重要的角色。要知道，癌细胞的诞生，就是一段艰难曲折的进化过程。穆克吉说，跟正常细胞比起来，癌细胞生长得更快，适应得更好；癌是人类自身一个更完美的“版本”。

既然癌的形成遵循自然选择原理，了解这一原理，将有助于我们对抗癌症。比如，想要下重手，以高强度化疗对付癌症，常常会引发严重的并发症。表面上癌细胞被杀死了，但很快，更可怕的癌细胞会卷土重来，新癌症会再次出现。这其实跟滥用抗生素会制造超级病原体一样，是药物在选择更棘手的癌细胞，因为不够强悍的都被杀死了，结果更强悍的癌细胞越来越多，如野草般蔓延，疯长。穆克吉提到，以前有医生非常激进，他们使用高强度化疗和骨髓移植治疗乳腺癌。但这种做法并不好，甚至很糟糕。有医学家撰文，尖锐地批评它，说这种技术复杂、昂贵，还危险：一连串的并发症会接踵而至，让人不寒而栗，比如感染、出血、动脉血栓、心脏衰竭，以及器官损伤，甚至终身不育。此外，不少人会由于副作用而引发新的癌变，甚至比第一次还严重。

这跟打仗一个道理。一味强攻，未必就好，甚至会让局面变糟。也许，有些人没死于病，倒死于治疗。这很讽刺。其实，更可行的做法是挑拨离间，以某种方式把强悍的癌细胞控制住，让不那么强悍、危害不那么大的癌细胞成为主流。说白了，就是制造一种对低毒性癌细胞更有利的身体环境，从而把高毒性癌细胞慢慢地淘汰掉。

除此之外，我们知道，许多癌症跟人类繁殖模式的转变有关。有人说，了解这些，对我们干预癌症有帮助吗？他们甚至还会反问，难道我们必须早婚早育，多生孩子，才能减少乳腺癌吗？说实话，我不否认，这是一个选择。假如有人要这么做，我认为没问题。但这么做是否值得，可能就见仁见智了。不过，进化生物学家还提出了另一套方案，即开发一种模拟身体怀孕或哺乳的药物，服用之后，让“身体”以为自己处于怀孕或哺乳状态，从而减少月经周期的数量，进而降低乳腺癌和卵巢癌。自然，这个方案更好，更值得期待。

在一篇论文的末尾，研究癌症的卡洛·梅利写了一段话，对进化给出的洞见极为肯定：

> 我们强调，肿瘤进展和癌症治疗的基本问题，也是跟进化生物学有关的问题。因此，在我们研究癌症的团队里，纳入进化生物学家很重要。此外，在训练癌症生物学家和肿瘤学家时，进化生物学应该作为一门必修课。把进化生物学和生态学应用于癌症，正在帮助我们更好地理解、预测和控制这种疾病。

我不需要再多说什么了。句号。

第五章

老死的归宿

不管医药如何，我们还是会衰老，会体弱，会生病。

——蒙田《论阅历》

总而言之，为了活得长寿而扼杀感情，或者做情欲的牺牲品在年轻时死亡，这就是（命运）对我们的判决。

——巴尔扎克《驴皮记》

正常的衰老，它根本不是一种疾病，而是人生的一个阶段，不可逆转，不能绕开，除非通过一条令人全然不满意的途径。然而，这年月，我们仍然把衰老看做某种慢性死亡，其中事事都在出错。

——刘易斯·托马斯《脆弱的物种》

梁实秋写过《老年》一文，说年老不必人提示，自己照镜子，一看便知。

> 乌溜溜毛毵毵的头发哪里去了？由黑而黄，而灰，而斑，而耄耄然，而稀稀落落，而牛山濯濯，活像一只秃鹫。瓠犀一般的牙齿哪里去了？不是熏得焦黄，就是裂着罅隙，再不就是露出七零八落的豁口。脸上的肉七棱八瓣，而且还平添无数雀斑，有时排列有序如星座，这个像大熊，那个像天蝎。下巴颏儿底下的垂肉变成了空口袋，捏着一揪，两层松皮久久不能恢复原状。两道浓眉之间有毫毛秀出，像是麦芒，又像是兔须。眼睛无端淌泪，有时眼角上还会分泌出一堆堆的桃胶凝聚在那里。

描写老态的文字，我没有见过比梁实秋这一段更好的。既是写实，又是写意，还带着调侃和幽默。相比之下，日本作家井上靖也写老，写母亲的衰弱，但字里行间有淡淡的哀伤。

> 她人生最后四年里面，前两年失智的状态非常严重，但依然让周围的人忙得鸡飞狗跳，后两年伴随着身体的衰败，感觉那些颠颠倒倒、吵吵闹闹似乎也失去了能量，虽然头脑的坏毁依旧，可有时她却会整天安静得令人难以置信。

这里的“失智”，其实就是阿尔茨海默病。在《我的母亲手记》一书里，井上靖说母亲健忘，“母亲口中一次次吐出同样的话，就像坏掉的唱片不断跳针重复一样。”恐怕这也是失智的表现。衰老跟很多病有关，失智仅是其中一种。这种病在65岁老人中的发病率是5%，但在80岁以上的老人中，每五个人里面就有一个人失智。前一章谈到，癌症跟年龄有关，人越老，越容易患癌。许多人谈癌色变，因为它曾被误以为是不治之症。但事实上，癌症可治，很多癌症还能彻底治愈，比如皮肤癌。格里夫斯说，20%的黑色素瘤是致命的，但所有黑色素瘤都能通过手术而治愈。不少癌症还能预防。像安吉丽娜·朱莉切除乳腺，切除子宫，切除输卵管，就是在防癌。这样一看，癌症没那么可怕。

真正可怕的是衰老。对人来说，它才是绝症。自古及今，无论中外，没有谁不老。管他是帝王将相、英雄豪杰、才子佳人，谁都得老，谁都得死。谁都没法逃脱这宿命，没有谁能改变这个永恒的结局。人哪，活着活着就老了，老着老着就死了。

衰老，真可怕。

衰老是个麻烦事

老很可怕，也很麻烦。人怕老，不想老。有人想抵抗衰老，延缓衰老，甚至想长生不老。早在两千多年前，据说秦始皇就曾派人到海外求仙药，其中最著名的是徐福，有人说他到了今天的日本列岛。药没找到，人也不回，直把异乡作故乡。这是传说，未必可信。但汉武帝妄想长生，恐怕是真的。司马迁写《孝武本纪》，居然花一半笔墨写他如何迷信长生不老，如何宠信方士道人。汉武帝的梦，明朝皇帝也做。从明仁宗和明武宗，连续七个朱皇帝，驾崩之时都不到四十岁。按现在联合国的认定，他们都是青年人。这些青年人为何夭折？妄图不老恐怕是个重要原因。皇帝想不老，有人就投其所好，提出方案，进贡丹药，甚至还免费培训，教他们各种房中术，美其名曰采阴补阳。哪里知道，这些学员一个个不是金属中毒，就是纵欲而死。梦想没实现，人却提早挂了，想想挺冤。

不要以为，只有皇帝是冤大头。很多名人也都栽过跟头，也都因为想长生不老结果却死得更早。汉魏六朝时，挥麈玄谈，服食丹药，是当时盛行的名人标配。可丹药轻则不适，重则夺命。西晋有个叫裴秀的，服丹药后喝冷酒，毒发身亡。当然，没人想死，人家吃药，想的是强身健体，要的是延年益寿，最好能像吸风饮露的神仙一样长生不死。但事与愿违，跳得越高，摔得越惨，吃得越多，死得越早。其实，不光皇帝和名人，普通人也不想老。毕竟，谁不想多活一阵子呢？有句话说，没人跟钱过不去。同样，也没人跟长寿过不去。即便是现在，许多医学家依然跟古代方士一样，想要破解衰老的秘密，寻找科学的仙药，延长人类的寿命。这是好事。不过，我们是否会像古人那样徒劳无功呢？科学和医学真能延长寿命，甚至让人长生不死吗？

回答这些问题，只要把一个问题弄清楚就行：衰老为什么会存在？其实，早在达尔文提出进化论之后，衰老就成了热门话题，因为它看起来特别不可思议。自然选择好不容易制造了一批复杂的高级动物，它们设计良好，功能强大，眼睛用来看，耳朵用来听，四肢用来行走，免疫系统用来对抗疾病。从出生到成年，它们都能很好地适应环境，形势一片大好，前途一片光明。可为什么自此以后，它们都无一例外，走向衰老，最后灰飞烟灭？难道这纯粹是一个不怀好意的把戏，自然选择非要把自己创造的奇迹给毁掉，以此来证明自己强大？

人为什么会老？这个问题涉及衰老的本质，要回答它，必须诉诸进化生物学。用耶鲁大学生物学家斯蒂芬·斯特恩斯的话来说，“进化生物学成功解释了我们为什么会老，又为什么会死”。

衰老麻烦，还因为界定起来不容易。日常语言中，“老”未必含有“衰”的意味，比如老酒，老友，老照片，老情人，它们反而别有韵味。不过，在老年学家看来，衰老意味着死亡的可能性不断增加。而在进化生物学家眼里，衰老代表跟年龄有关的进化适应度不断降低，即个体的生存率和生育力与日俱减。当然，这需要排除环境因素的影响。一般谈老，通常是拿年龄说事，比如把六十岁以上的公民称为老年人。甚至还把老年人分成三六九等，有的不那么老，有的比较老，有的则老得厉害。但年龄不是衰老的完美指标：同样年龄的人，老化程度可以很不一样。但对同一个人来说，越年长，老化得越厉害。这倒没多少争议。

衰老，除了理解上费脑子，研究上也不容易。你在野外研究吧，动物大都风华正茂，很少暮气沉沉，你看不到衰老。绝大多数野生动物不会寿终正寝，因为天敌太多，内斗激烈，意外频发，环境凶险。蒋子龙在一篇文章里谈到刘易斯·托马斯，说他有一天突发奇想，提了一个问题：他家后院到处都是松鼠，一年四季都在树上和地上活蹦乱跳，但他从来没在院中看到一只死松鼠。难道它们不会死吗？自然不是。托马斯想到的是，松鼠偷着死，死的地方不为人知，不被人见。蒋子龙接下去写托马斯的发现：

> 动物比人类死得自然而聪明，它们绝不像人类那样大哭大闹地张扬死亡，或借着别人的死亡搞排场。动物似乎都有这样的本事，知道自己不行了就找个没人的地方，独个儿静悄悄地死去。即使最大、最招眼的动物，到死的时候也会隐蔽起自己。假如一头大象失检或因意外事故死在明处，象群也绝不会让它留在那儿，它们会把它抬起来，到处走，一直走到一个莫名其妙的适当地方再放下。象群如果遇到遗在明处的同类的骸骨，会有条不紊地一块块捡起来，疏散到临近的大片荒野之中。

科幻作家阿西莫夫倒是观察过动物的老死，但不是在野外。他养了一只长尾小鹦鹉，对这只小宠物悉心照料，无微不至。即便如此，小鹦鹉几年后还是死了。阿西莫夫写道："在生命的最后一年，它慢慢地变得阴郁而闷闷不乐，就连那几句不合适的话也说得很少，只能缓步而不能飞翔。最后它死了。当然，在我身上也在发生类似的过程。"

其实，死比老更常见。雨后的校园里，我经常能看到倒霉的蚯蚓，不停蠕动，谁知道要去什么地方，大概家里被淹了，背井离乡，需要穿越水泥路，迁移到别处，于是被车辆轧死或行人踩死，血肉模糊，令人不忍直视。但这些蚯蚓死于非命，不是寿终正寝；它们没有阿西莫夫的小鹦鹉那么幸运。按托马斯的观点，动物死得聪明而隐秘，不常见。而多种死法之中，老死更罕见。如果说动物有一千种死法，衰老很可能是最后一个选项。

有人说，野外不方便，那我就去实验室。不少科学家就是这么干的，他们在实验室里研究衰老。但这么做也有问题，因为实验室本身就是一个最大的污染源。这样一种人造环境跟大自然不同，不真实，你观察到的衰老可能是假的。举一例子，实验室的动物明星是果蝇和线虫，它们寿命短，便于繁殖，也便于观察（第二个优点对研究者更重要）。但问题是，很多实验都涉及“乱伦”，即近亲交配，这样制造出来的果蝇和线虫有遗传缺陷，它们跟正常果蝇和线虫比起来，自然更容易出问题，也更容易衰老。这样一个倒霉的榜样，恐怕没多少代表性。

不过，有些动物老起来很明显，被人观察到了，记录在案。在《颠覆雄性择偶权》一书中，玛丽·贝登描写了一种小动物，它们为爱疯狂，快速衰老，继而丧命。

> 长成的雄鼠在十一个月半时便会死亡，这时刚好也是它们第一次、也是唯一一次的发情期。研究这种也称作有袋老鼠的小动物的学者们指出，在短暂的交配期的第一个星期终了时，森林里四处散落着雄鼠的尸体。在此之前，雄鼠像发疯似的四处奔跑，只想找到雌鼠交配。它们不吃东西，牙齿和毛发相继脱落，几天之内便失去三分之一的体重。

除了这种名叫宽足袋鼩的动物之外，鲑鱼也是一下子变老。但像它们这样，一辈子只繁殖一次的动物太少，因而想在野外记录衰老现象，对动物学家来说还是很难。

比衰老更麻烦、更可怕的是早老症。这是一种极罕见的遗传病。

有个英国女孩得了这种病，去年（2015）死在母亲怀中。她只有17岁，但看上去比71岁还老，被称为“百岁少女”。最典型的早老症是哈钦森－吉尔福德综合症，发病率八百万分之一。病人老化的速度比普通人快得多。他们貌如老人，皮肤起皱，头发脱落，内脏器官加速衰竭，各种老年病如心血管病、关节炎等也接踵而至。这是典型的未老先衰，很少有人活过20岁。早老症跟基因变异有关，这是一种异常的衰老。或许，不久的将来，遗传学家就能找到导致早老症的基因突变，甚至有可能开发出基因疗法，治愈早老症。

其实，理解正常衰老，比治愈早老症还难。这才是真正的麻烦。

衰老的进化解读

很早就有人尝试从进化角度解读衰老，奥古斯特·魏斯曼是其中的佼佼者。他是德国的一名生物学家，被恩斯特·迈尔认为是除了达尔文之外整个19世纪最重要的进化论者。魏斯曼的衰老理论很容易理解。他认为，衰老对整个物种有利。稍微想一下，我们就知道为什么。假如这个世界上的物种都不衰老也不死，那么，地球恐怕早就物满为患，不堪重负了。旧的不去，新的不来；老的不死，新的也没立足之地。

“老而不死是为贼”，这是孔子批评一个老人时说的话。此人叫原壤，年幼时不讲孝悌，长大后没有成就，年老时无所事事。于是，连温良恭俭让的孔子都看不下去，说他老而不死，跟贼一样。贼偷东西，老而不死的人也在偷东西，偷社会的资源，他只索取，不贡献。孔子这话，背后的潜台词就是，年老无用时死掉，对自己、对家人、对社会都是好事。俞平伯说：“人人都怕死，我也怕，其实仔细一想，果真天从人愿，谁都不死，怎么得了呢？至少争夺机变，是非口舌要多到恒河沙数。这怎么得了呢！”看来，俞先生也想到了老而不死的恶果，除了人满为患，还有是非无限。

说实话，认为衰老对物种有利，这想法很有市场，也符合人的直觉。还在读大学时，伦道夫·尼斯就对衰老问题感兴趣。经过一番思考，他得到结论："为了给新的一代留下生存空间，衰老是必要的，这样进化就使得物种能保持对环境变化的适应能力。"不过，尼斯后来发觉，说衰老有利于物种似是而非。毕竟，自然选择关心的是基因传递，个体因为是基因的载体，多少也受照顾，连带着被关心。但物种就不一样了。若某种性状对个体不利，对基因不利，哪怕对物种有好处，也会被淘汰。衰老恰好就是这情形。诚然，个体衰老，甚至老而不死，对物种不利，但这不会是进化的逻辑。进化不会以保留物种为己任。

魏斯曼还提到一种观点，被称为程序性死亡：所有物种都存在一个死亡程序，都有一个既定的寿命限度。大限一到，个体就会出现死前的种种老态，按照预定程序进入死亡轨道。他认为，程序性死亡跟细胞分裂的极限有关。简单地说，体细胞不能无限次分裂，每个物种的体细胞都有固定的分裂极限。达到极限，以前还能修修补补、继续使用的体细胞就再也无法自持，只有死路一条。这个极限次数被称为海弗里克极限。1961 年，两名生物学家发现，人类胚胎成纤维细胞最多分裂 50 次。其他各种体细胞的海弗里克极限也陆续被发现。这样看来，程序性死亡貌似说得通。

不过，有人不买账。1951 年，生物学家彼得·梅达瓦提出了突变累加理论，认为程序性死亡的看法有问题。他指出，当环境压力增大时，物种会加速衰老。这个说法，得到了无数证据的支持。比如，跟野生的同类相比，圈养的动物老得更慢，死得更晚。野生小鼠最多只能活 10 个月，但实验室的小鼠平均寿命长达两年。圈养的黑猩猩，雄性平均能活 23 岁，雌性能活到 30 岁，而且多达 20% 的幸运儿还能熬到知天命的年纪。相比之下，野外的黑猩猩很惨，平均只能活 8

年，极少有谁能年过半百。哈佛大学的史蒂文·奥斯塔德调查了两群北美负鼠，其中一群生活在孤岛上，这座孤岛跟大陆断开已有数千年之久。他发现，跟生活在大陆的负鼠相比，生活在孤岛的负鼠日子过得更惬意。孤岛很安全，没天敌，就像一座巨大的疗养院。果不其然，岛上的负鼠比陆上的活得更长。其他人也发现，同样一种哺乳动物，岛民跟陆民会有不同的生命史模式：岛民晚生晚育，少生优生，寿命长，陆民则相反。此外，假如动物有某种防御装备，能对抗环境危险，也能活得长。比如，有翅膀的鸟，长盔甲的龟，就比同样大小的其他动物老得慢。这些现象，魏斯曼的理论很难解释。

梅达瓦提出了一个经典的衰老理论。根据他的观点，衰老降低了基因传递的效率，进化似乎没必要专门设计一套程序，让个体在基因传递的道路上越走越慢，最后停滞不前。这不是进化的作风，它设计的程序，就是要提高基因传递的效率，让人健步如飞。这样看来，衰老不是适应物，而是进化的副产物。简而言之，衰老本身对繁殖不利，它存在，只是因为跟其他适应物有关。

许多环境因素，比如疾病、意外和天敌，都会降低个体的适应度，因此，自然选择会保留个体对抗这些环境压力的性状，而把不能对抗这些不利因素的性状剔除。这就是进化的工作原理，即淘汰不利性状，保留有利性状。可是，这个过程并不完美，因为自然选择在个体的前半生更强大，更有效。这一时期，凡是有助于繁殖成功的性状都受青睐，这种青睐能带来显而易见的好处：帮助个体留下更多后代。同样，凡是有碍于繁殖成功的性状都被淘汰。但是，随着年龄增长，自然选择青睐好性状、淘汰坏性状的力度都减弱了。要知道，随着更年期的到来，青睐和淘汰对繁殖成败的影响越来越小，这个过程越来越不重要。繁殖期结束，淘汰不淘汰有害性状，青睐不青睐有利性状，对个体的繁殖成就都不再有影响。此时的自然选择，可谓“强弩之末，势不能穿鲁缟者也”。于是，它剔除有害基因的动作慢下来，力度降下来。这样，在个体的后半生，有害基因就不断沉积，越来越多。这似乎应了一句话，年轻时人找病，年老时病找人。

假如梅达瓦的理论正确，那么，我们就能推测说，子代跟亲代之间的寿命关联不是线性的。这是因为，有害的突变基因沉淀的速度不是线性的，它在后半生加快，于是这种关联会随着亲代年龄的增加而增加。举个例子，假设有个男人，父亲 30 多岁就死了，他跟父亲寿命之间的关联会很低，因为父亲身上的有害基因可能尚未开始积累，而他有可能已积累了不少。相反，假如父亲 70 多岁时才死，那么两人有害基因的沉淀都在进行，双方重叠的部分比较多。俄裔美国人娜塔莉亚·加夫里洛娃检验了这一假设。她调查了欧洲历史上的王室和贵族。结果发现，无论是父女之间的寿命相关，还是父子之间的寿命相关，都会随着父亲寿命的增加而增加。比如，假如父亲死于 30 多岁，女儿跟他的寿命相关只有 0.1，但假如他是 75 岁以后去世，这种相关就会飙升到 0.52。这个发现，支持了梅达瓦的理论。

解读衰老的另一个进化理论，由乔治·威廉斯提出，被称为拮抗多效理论。该理论跟基因多效性关系密切。威廉斯说，假如某种基因能为个体的前半生带来繁殖优势，即使它会给后半生带来灭顶之灾，自然选择也会把它保留下来。因此，很多导致衰老的基因，很可能对繁殖有帮助。衰老，就是在为前半生的繁殖买单。事实上，这就是基因多效性，同样的基因有不同的作用。有的负面，有的正面，但只要整体而言以正面为主，自然选择就不会把洗澡水跟婴儿一起倒掉，而是都留着。我在前面谈论过基因多效性，这里再举几个例子。青春期带来较多性激素的基因，让男人更阳刚，女人更秀美，使他们拥有更多繁殖机会。但是，就是这批同样的基因，也会让这批同样的人更容易患癌，成为前列腺癌和卵巢癌的受害者。有两种突变基因 BRCA－1 和 BRCA－2，它们会增加女人患癌的风险。携带这些基因的女人，比普通女人患上乳腺癌的概率高 40%～85%，患上卵巢癌的概率高

16% ~64%。不过，两种突变也有好处，携带它们的女人会生更多的孩子。当然，多效基因未必总是前半生做好人，后半生干坏事。比如，有一种基因对百岁老人的健康有利，但在年轻人身上却容易引起心肌梗塞。

梅达瓦跟威廉斯的观点其实不冲突。在梅达瓦的理论中，有害基因保留在基因库里，是因为到了后半生，自然选择的力度减弱。而在威廉斯的思路里，有害基因能存在，是因为它在前半生对繁殖成功有贡献。这种贡献，跟后来导致衰老的代价，就是一枚硬币的两个面。

性爱与死亡

除了梅达瓦和威廉斯，托马斯·柯克伍德对衰老也有自己的看法，他提出了可抛弃的体细胞理论。不过谈论它之前，我得先说一个故事。明朝有人写了一本书，名叫《金瓶梅》，男主人公是西门大官人西门庆。书名跟他的三个女人有关：金是潘金莲，瓶是李瓶儿，梅是庞春梅。不要以为，西门大官人只有这三个女人。他有先妻陈氏，后娶正室吴月娘，接着又纳了李娇儿、孟玉楼、孙雪娥、潘金莲、李瓶儿、卓丢儿一帮小妾，勾搭的情人就更多了，有庞春梅、迎春、秀春、兰香、宋惠莲、王六儿、如意儿、惠元、林太太、李桂姐、吴银儿、郑爱月、张惜春……就这么加起来，掐指一算，西门庆占据的女人超过了二十个。西门大官人开生药铺，除了做生意，跟一帮狐朋狗友吃喝，就是追女人，甚至连朋友妻都不放过。他跟李瓶儿暗渡陈仓，活活气死了拜把兄弟花子虚。对待有交情的人尚且如此，仗着自己有财有势，他睡别人的女人，睡仆人的老婆，更是不在话下。青楼妓院更是常客。西门庆沉迷女色，如有性瘾，病态到不能自控，不能自拔。最后，这位西门大官人还真成了石榴裙下的风流鬼，三十三岁就死翘翘了。

西门庆的死，跟柯克伍德有关系。在可抛弃的体细胞理论中，柯克伍德提出，繁殖跟长寿之间存在权衡。这是因为，长寿涉及对体细胞的保养和维护，而这不是免费的，需要消耗有机体的能量和资源。不过，以进化的尺度来衡量，体细胞仅仅对一代人有价值，新陈代谢，维持生命，仅此而已。于是，当个体的基因传递完成使命，体细胞就可以抛弃了。性细胞则不然，它对一代人十代人一百代人都重要。对有性生殖的物种而言，不管在体细胞修复方面如何有效，假如不能通过性细胞的排列组合繁殖后代，它们就是进化的败笔，只能走向断子绝孙这条死路。在资源有限时，投给体细胞（生存）的多，投给性细胞（繁殖）的就会少，反之亦然。因此，衰老可能是有性繁殖的一个必然结果。

西门庆把资源大把投资于繁殖事业，荒淫无度，最后把身子掏空，骤然而死。柯克伍德要是知道，恐怕会奉劝他：老兄，你也得修补修补体细胞吧！一只蜡烛两头烧，油尽灯枯，精尽人亡，恐怕就是唯一的下场。

繁殖投入加剧衰老，很多人都看到了这一点。鲁迅写小说《故乡》，说“我”回到故乡，见到了中年闰土，他又老又丑，跟往日迥异。少年闰土生龙活虎，月下使钢叉刺猹，为何沦落到了这步田地？“我”跟母亲认为，这都怪多子、饥荒、苛税，兵匪官绅。“多子”排第一，这跟繁殖过度、加速衰老的观点不谋而合。李国文写晚明权臣张居正，谈论他的死因时，直言不讳地写道：“张居正手中权力愈大，性欲愈甚，性事愈剧，相府后院收编的姨太太也愈多，他的过度放荡的性生活，使他提前走向死亡。”这种观点，也是明代人当时的看法。李国文认为，正是张居正纵欲无度，耗损身心，才导致了他年仅五十七岁就撒手西归，活得比当时很多人都短。俄国小说家契诃夫给朋友苏沃林写信，谈及他对男女之情的看法：

我到列维坦的工作室去了一次。他是俄国最好的风景画家，

> 但已经没有青春。他已经不是带着青春活力在作画。我想，是女人把他损坏了。这些可爱的精灵给了男人爱，而从男人身上夺走的并不多：就是青春。

契诃夫认为，男女之情夺去了画家的青春。换句话说，男欢女爱加剧了衰老。

繁殖跟长寿之间，恰如鱼与熊掌，不可得兼。这种关系，普遍存在于哺乳动物和鸟类中：性事频繁的家伙死得早，耽于交配的动物不长寿。除了野外观察，科学家在实验室里也一再发现这条规律。果蝇是遗传学家的最爱，被研究得最彻底。他们发现，通过某种方法改变整群果蝇的繁殖模式，让它们在年老时还能有生育力，这会延长果蝇的寿命，提高它们对抗环境危险的能力。可是，这样做，也常常导致这些果蝇在年轻时性欲冷淡，甚至不育。此外，假如雌果蝇跟雄果蝇同处一室，但被禁止交配，双方的寿命都会延长。

节食也有类似的效果，这很可能跟禁欲有关。要知道，很多动物节食之后，性欲下降，甚至暂时失去生育力。别担心，这些苦不白受，它们比吃饱喝足的同类活得更久。至少在啮齿动物中，节食能延年益寿，这一点得到了无数证据的普遍支持。在一项早期实验中，研究者把参加实验的老鼠分为四组：第一组正常吃喝，作为对照组；另外三组则时不时断食挨饿，作为实验组，但断食频率不同：有的每四天断食一天，有的每三天断食一天，还有的每两天断食一天（相当于吃一天，饿一天）。他们发现，实验组的老鼠比对照组活得长。此外，在实验组中，越经常断食的老鼠越长寿。

这种现象，也会出现在人类身上吗？有人认为存在这种可能。节食之后，很多猿猴的代谢状况更健康，它们体内的胰岛素对血糖变化更敏感，也不太容易患糖尿病。更直接的证据来自埃里克·拉弗森领衔的一项实验。他们招募了一群体重超标、但不算肥胖的人，把这些人随机分组，有的正常饮食，有的节食。整个实验进行了半年之久。

拉弗森发现，跟正常饮食相比，节食组体重下降，脂肪减少。更重要的是，他们的空腹胰岛素水平降低，核心体温降低，身体遭受的 DNA 损害也减少了；这些变化都有助于长寿。即便只有零星证据，但有人也借此发起了“轻断食”运动，提倡每星期节食两天，以活得健康和长寿。其实，这绝不是现代人的新发明。很多宗教都有节食和禁食的做法：犹太教有赎罪日，伊斯兰教有斋戒月，道教有辟谷，佛教有过午不食。宗教徒节食，不一定是想长寿。这样做，更可能的好处是降低性欲。俗话说饱暖思淫欲，又说万恶淫为首。人吃饱了，可能更容易受诱惑。节食是要给人降火，让人寡欲，这样才能更虔诚，一心求道。

节制性欲，延年益寿，还有一种特殊的证据：阉割。被阉割的动物活得更久，人也一样。早在 1969 年，詹姆斯·汉密尔顿和高登·迈斯特勒就做过一项破天荒的研究。他们在一所医院找了一批因智障而被阉割的美国人，查了他们的资料。同时，两人还找了一批普通人进行对照。除了没被阉割，这些人跟阉割者在各个方面都很像，智商和健康也差不多。詹姆斯和高登发现，总体而言，阉割者的预期寿命比普通人多 14 年。而且，越早阉割，这种长寿优势越明显：跟 20 ~ 40 岁之间才阉割的病人相比，那些 8 ~ 14 岁之间就阉割的同伴要多活 30 年。无独有偶，有韩国研究者报告了类似的结果。他们调查了朝鲜历史上的宦官资料，发现在有生卒年记载的 81 名宦官中，有 3 人活到了百岁以上。这一概率，比当代的日本和美国也要高 130 多倍。此外，这些宦官的平均寿命达到 70 岁，比地位类似的官员长了十几年。

阉割很极端，即使能延年益寿，也很少有人主动这么干。在《笑傲江湖》中，东方不败为了称霸江湖，不惜自宫，结果炼成葵花宝典，武功奇高。可抛弃的体细胞理论认为，这有可能。因为他把繁殖这条路堵死了，大把的资源都被省下来，可以投资在其他方面，比如练武。

不过，即使在不那么极端的情况下，繁殖跟长寿打架的情形也很多见。奥地利科学院的达斯汀·佩恩跟犹他大学的肯·史密斯合作，调查了在1860～1895年间结婚的21684对美国夫妇。两人发现，子代的数量跟父母的死亡率正相关：孩子生得越多，父母死得越早。而且，随着年龄增长，繁殖代价越来越大，这一点在母亲身上更明显。柯克伍德跟鲁迪·韦斯滕多尔普调查了英国历史上的贵族家庭。调查的时间跨度从740年到1876年，涉及30000多名贵族。他们同样发现，子代数量跟父母寿命有关：多子，早死。活到60多岁的男人平均拥有3.10个孩子，活到70多岁的男人有2.97个孩子，活到80多岁的男人有2.40个孩子，而活到90岁以上的男人平均只有1.42个孩子，还不到60多岁男人的一半。此外，生育时间越晚，父母的寿命也就越长。活到90岁以上的女人生第一个孩子时是27岁，这比活到60多岁的女人晚了3年多。哈佛医学院的托马斯·珀尔斯等人做过一个有趣的研究。他们找了一群普通老人，一群百岁老人，双方于同一年出生于波士顿，在其他方面也完全匹配。珀尔斯发现，百岁老人中40岁之后生娃的比例远远高于普通老人。

在《熊猫的拇指》一书中，古尔德也谈了人类的寿命。他说，人类相对长寿，可能跟“幼态持续”有关，即他们熟得晚，也老得晚。在某种程度上，这也意味着，跟其他灵长类同伴相比，人类的性生活来得晚，但晚有晚的好处，他们长寿。

> 我们的寿命要比身体大小相同的哺乳动物长。我在文章9中提出，人类的进化经历了一个叫作“幼态持续”的过程，使我们在成体的形态和增长速度中保持了灵长类祖先的幼体阶段的特征。我还相信，我们的长寿正是因为幼态持续。与其他哺乳动物相比，人类的所有生命阶段都来得“太晚了”。我们经历了很长时间的孕期后才出生，而且出生时还是需要呵护的胚胎；我们的童年过长，成熟得太晚；如果幸运的话，我们死时的年龄，只有最大的热血动物才能媲美。

繁殖跟长寿之间的拮抗关系，能帮我们解开一个谜：男人为什么比女人死得早？你当然可以用老子的话来回答，“柔弱胜刚强”。这个答案太玄虚，太模糊，进化生物学的看法则更深刻，更简洁。我们知道，在动物界，雄性多好勇斗狠，难免死于非命。但即使撇开意外死亡，雄性也比雌性死得早，因为它们老得快。一般来说，在一夫一妻制物种中，雄性老化的速度跟雌性差不多。但在一夫多妻制动物中，雄性老化的速度比雌性快得多。剑桥大学的蒂姆·克拉顿—布洛克等人比较了数十种鸟类和哺乳类，发现繁殖竞争是加速衰老的幕后推手。在包括山魈、驯鹿在内的大多数一夫多妻制动物中，雄性的预期寿命都比雌性短，有的甚至还不到对方的一半。但在一夫一妻制的动物中，蒂姆没发现雄性会早死。有人做了一项衰老的比较研究，对象是人类和其他野生灵长类，发现在绝大多数灵长类中，雄性都比雌性老得快，死得早。不过，绒毛蛛猴是个例外，这可能跟它们几乎不存在繁殖竞争有关，至少还没有谁观察到两只雄猴会为一只雌猴争风吃醋，大打出手。

男人比女人老得快。他们把更多资源和精力投入到了繁殖领域，因而在修复体细胞时力不从心，捉襟见肘，被女人比下去。显然，在一夫多妻制的动物中，雄性面临的择偶压力更大，他们必然要把更多精力投入繁殖竞争，于是就比一夫一妻制下的雄性老得快。在理论上，人类是一夫一妻制，但实际上不是，总是有所偏离，就像价格围绕价值上下波动，很少重合。男人的繁殖压力更大，特别是在成年早期。丹尼尔·克鲁格和伦道夫·尼斯发现，在75岁之前的任何一个年龄段，男人的死亡率都高于女人。这在包括美国、日本和俄罗斯在内的数十个国家中都很普遍。最危险的是成年早期，每死一个女人，就要有三个男人挂掉。这一时期，男人繁殖压力最大，择偶竞争最激烈。他们死亡率如此之高，暗示了衰老的加剧。

明代御医龚廷贤写过一副对联，“惜气存精更养神，少思寡欲勿劳心”。这是说给想长寿的人听，要他们寡欲而非多欲，节欲而非纵欲。同时代的西门大官人没听，年轻力壮之时死于非命。龚廷贤之后的人听不听，谁也不知道。但柯克伍德要是听了，大概会高兴。可抛弃的体细胞理论，其实就是从权衡角度讲资源分配，此消彼长，此多彼少。它暗示说，繁殖比生存重要，体细胞可抛弃，性细胞更珍贵。走任何一极端，为繁殖不要命，死得早，或为生存不繁殖，绝子嗣，都不可取。

行文至此，我不得不多说几句。不是所有动物都会老，不幸的是，我们不是那些幸运的少数派。1991 年，在《衰老的进化生物学》（*Evolutionary Biology of Aging*）一书中，迈克尔·罗斯就明确指出："在体细胞和性细胞明确分离的种群中，看起来没有什么物种不会老，比如脊椎动物、昆虫和轮虫。而在纯粹依靠分裂生殖的种群中，似乎没有谁衰老，比如细菌、许多原生动物、各种腔肠动物，以及其他简单的无脊椎动物。"

衰老，是青春的代价，是繁殖的代价，是爱情的代价。也是我们这一物种的宿命。但即便是宿命，也依然能有温情。爱尔兰诗人叶芝写过一首诗《当你老了》（冰心译），里面就有衰老，也有爱情。

> 当你老了，头发花白，睡意沉沉，
> 倦坐在炉边，取下这本书来，
> 慢慢读着，追梦当年的眼神，
> 你那柔美的神采与深幽的晕影。
> 多少人爱过你昙花一现的身影，
> 爱过你的美貌，以虚伪或真情，
> 惟独一人曾爱你那朝圣者的心，
> 爱你哀戚的脸上岁月的留痕。
> 在炉罩边低眉弯腰，
> 忧戚沉思，喃喃而语，

爱情是怎样逝去，又怎样步上群山，
怎样在繁星之间藏住了脸。

脆弱的身体

作家史铁生命运多舛，先是双腿瘫痪，接着患肾病，继而得尿毒症，最后死于脑溢血。他曾戏说，自己的职业是生病，兼职写作。在与病相处的漫长时光里，在没有选择只能接受的处境下，史铁生对生病有了独到的理解。在《病隙碎笔》中，他平静地写道：

> 生病也是生活体验之一种，甚或算得一项别开生面的游历。这游历当然是有风险，但去大河上漂流就安全吗？不同的是，漂流可以事先做些准备，生病通常猝不及防；漂流是一种自觉的勇猛，生病是被迫的抵抗；漂流，成败都有一份光荣，生病却始终不便夸耀。不过，但凡游历总有酬报：异地他乡增长见识，名山大川陶冶性情，激流险阻锤炼意志，生病的经验是一步步懂得满足。发烧了，才知道不发烧的日子多么清爽。咳嗽了，才体会不咳嗽的嗓子多么安详。刚坐上轮椅时，我老想，不能直立行走岂非把人的特点搞丢了？便觉天昏地暗。等到又生出褥疮，一连数日只能歪七扭八地躺着，才看见端坐的日子其实多么晴朗。后来又患尿毒症，经常昏昏然不能思想，就更加怀恋起往日时光。终于醒悟：其实每时每刻我们都是幸运的，因为任何灾难的面前都可能再加一个“更”字。

这个被病折磨了一生的男人看得透彻：苦难是绝对的，幸福是相对的。病是生命的一部分，犹如影是物体的一部分。在进化的背景下，有命必有病，恰如在阳光的照耀下，有物必有影。

苦难如影随形，遍布人间。它的根源是身体。老子说，吾所以有大患者，为吾有身，及吾无身，吾有何患？是啊，倘若一个人没有身体，他就不会生病，也不会有苦，有痛，有老，有死。生老病死，是身体的遭遇，也是身体的不幸。

佛教把人体称作“臭皮囊”，认为它是不洁之物，有屎、尿、痰，有涕、血、脓。读到这些字，想这些东西，许多人都会恶心。说身体是臭皮囊，有道理。从进化的角度看，身体的确像是臭皮囊，因为它容易出问题，它不是完美设计。它跟臭男人一样，动不动就让女人抓狂，让她们悲伤。可臭皮囊为什么容易出问题，很多人不知道，而了解这一点很重要。这本书，其实就是告诉读者，臭皮囊容易出问题，这跟进化有关，因为进化不制造完美之物，它只会修修补补，不断打补丁。就像电脑的操作系统一样，它会在原来的基础上不断更新，但不会推倒重来。每一具臭皮囊，都是升级了无数次的电脑系统。它时不时还会出问题，有时候甚至会死机。

进化不可逆，它走的是一条不归路。你别想回头。

这里，我们再次回顾一下，臭皮囊为什么那么脆弱，那么容易生病。首先，如孕吐一样，很多病象不是病，而是药，是身体在对抗疾病。其次，我们跟某些微生物之间是死对头，它们寄生在我们体内，以我们为食，有意无意，就让我们遭了殃，患了病。而且，在这场跟微生物的军备竞赛中，我们很难占上风。再次，不少病都是文明所赐，都是因为我们的旧身体碰到了新环境，因而适应不良，英雄无用武之地，处处碰壁。

丹尼尔·利伯曼还进一步细分，认为文明病的三大原因是刺激太多，刺激太少，以及刺激太新。食物过于丰富，营养过于集中，月经周期过于频繁，这导致了肥胖、二型糖尿病和繁殖癌的多发。这是刺激太多。而骨质疏松症和智齿则跟刺激太少有关。孩子宅居，静坐少动，锻炼不足，这使得成骨细胞没有适当的压力，不能充分生长，从而影响骨质。而勤加锻炼，适当负重，甚至能逆转老年人的骨质流失。类似原因导致了智齿的发生。牙齿的正常发育需要适当的咀嚼，这就要求孩子吃的食物不能太软，但相反的情形在现代世界更常见：很多食物都不需要咀嚼，让人吃着毫不费力，但牙齿却可能因此而畸形，而长智齿。有句话说，肌肉不使用就萎缩，大脑不使用就退化，似乎也不是无稽之谈。

利伯曼提到的刺激太新，我在书里举过不少例子，比如近距离阅读导致近视眼，久坐不动导致代谢异常，键鼠滥用导致腕管综合症。利伯曼补充了不少案例。比如，穿鞋会导致不少问题，包括扁平足以及香港脚。“简而言之”，利伯曼总结说，“许多人之所以受各种脚病折磨，是因为我们进化而来就是打赤脚的”。还有，让人舒服的现代桌椅，可能会伤害你的脊柱，导致背痛。这跟长时间保持某一姿势有关。于是，利伯曼提到了一句口号，算是给这种文明病开药方，叫作“超越安逸”。这跟孟子说的“生于忧患死于安乐”，倒是很像。逸乐有害，他们都看到了。

理解疾病，还有一种进化视角，叫作基因多效性。简而言之，导致某种疾病的基因，可能有助于抑制另一种疾病；在生命后期带来灾难的基因，可能在生命前期有助于繁殖成功。镰刀形红细胞基因能对抗疟疾，但也有致人早死的风险。衰老也可以从基因多效性的角度来理解。在基因多效性的视角下，繁殖跟长寿的对抗更是彰显了权衡的重要性：对繁殖有利的性状，可能对生存不利，反之亦然。巴尔扎克写过一部小说，名叫《驴皮记》，巧妙地阐述过这个思想。有个叫拉斐尔的年轻人，偶尔得到了一块神奇的驴皮，能让他实现自己的所有欲望。但每实现一个欲望，驴皮就减少一点，实现的欲望越大，驴皮减少的面积就越大。而当驴皮消失的时候，拉斐尔的死期就到了。哪怕曾经说过“我要好好驾驭我的驴子”，但拉斐尔最后还是为情欲而死，死在情人的怀里。

纵欲，就是伐性之斧，它召唤死神的到来。长寿和纵欲不可兼得。巴尔扎克借书中的拉斯蒂涅之口说道：

> 亲爱的，纵欲无度是各种死亡中的王后，暴发性中风不就是由它操纵的吗？中风对我们是每发必中的枪弹。狂饮给我们带来无数肉体上的快乐，难道它不就是小量的鸦片吗？强迫我们喝过量的酒，这样的放纵就是向酒作致命的挑衅。……

臭皮囊不完美，它有各种设计瑕疵。有的身体部件带有潜在危险，但你也没办法，因为它就像胎记一样，是老祖先留给我们的进化遗产。呼吸道跟消化道交叉在一起，中间有一个开口。吃东西时，开口自动关闭，防止食物跑到呼吸道。但偶尔也有倒霉蛋，因为开口没及时关闭，结果被呛死，每年因此而死的人数以万计。达尔文很早就留意到这一点，他在《物种起源》中写道："我们摄入的每一点食物和饮料，都必须从气管入口的旁边滑过，于是便存在掉进肺里的危险。"要是井水不犯河水，各走各的道，多好，但这种设计太古老，所有脊椎动物都有，除非你变成昆虫和软体动物。不过，人更容易被呛死，还因为他的喉头位置更低，深入体内。进化心理学家史蒂芬·平克认为，这有好处，能使人发音清晰，还能增加嗓音的带宽。

常见的设计瑕疵还包括人眼。讽刺的是，某些人恰恰以眼睛作为"智慧设计"的证据来反对进化论，声称只有一名超级聪明的设计师，才能完成这么完美的作品。显然，除了上帝本人，谁都没法担此重任。可他们不知道，或知而不道，人眼不完美，它有盲点，即眼睛在某个位置上看不到东西，这跟人眼怪异的设计有关：视网膜中有两种视觉细胞，即视杆细胞和视锥细胞。它们的神经纤维不是直接朝后方通向大脑，而是向前进入眼球。在那个地方，它们跟视神经结为一束，穿过视网膜的一个孔之后才进入大脑。而就在这个位置，神经节及其血管截留光线，从而造成了盲点。但章鱼的眼睛就没这缺点。在《火烈鸟的微笑》一书中，古尔德提到了另外两个案例：

> 演化不像建筑，达不到完美境界，因为演化需要材料，而材料大都是过去流传下来的，有局限性，巧妇也难为无米之炊：熊猫的“拇指”是一节与掌骨分离的、笨拙的腕骨，真正的拇指与其他四个同方向弯曲，因为熊猫的祖先是食肉动物，脚掌是用来扑猎物而不是用于握竹子。人类有腰背痛和疝气，是因为我们的祖先并不是两腿直立行走——四条腿走还舒服点，两条腿走就困难了。

古尔德直言不讳地说：“我们的世界并不完美，演化并不是一只万能之手。世界是一大堆有缺陷的零件的临时组合，这些零件各有各的背景故事。”

还有一个设计瑕疵，跟男人有关。在灵长类的成年祖先中，睾丸位于体内，靠近肾脏。在今天灵长类的胚胎内，也是这种情况。但不知什么原因，许多灵长类的精子在低温时更活跃，于是自然选择把睾丸推向体外，装在阴囊里，那里温度更适宜。在睾丸向阴囊移动的同时，阴茎也开始发育。但诡异的是，输精管不是直的，而是弯弯曲曲缠在输尿管上。有生物学家评论说，这简直就是把洒水管绕在树上给草坪浇水。要是输精管更直，更短，或许它的功能会更强大。但没办法，这是一个进化的历史问题。

我们的身体，其实是一个精心安排的折衷方案，一个矛盾的统一体，尼斯和威廉斯如是说。无论是基因多效，还是设计瑕疵，都在不断印证这一点：我们的身体并不完美，它很强大，但还没有无敌于天下。甚至在某种程度上可以说，它很脆弱，它是一只可怜的臭皮囊。

其实，臭皮囊脆弱，还有一个最根本的解释。它言简意赅，但寓意深刻。简单地说，进化不关心身体，也不关心身体的健康，进化关心的是传递基因。换句话说，自然选择青睐的是基因，不是身体。身体只是基因制造出来，传递自身的一个平台，一个工具，一个可以用完就丢的一次性用具。在传递自身的进化竞赛中，能笑到最后的就是

“自私”的基因：它传递的效率更高，因而在基因库中的频率越来越高，而传递效率较低的基因，不那么“自私”的基因，就被淘汰了。

我必须再次声明：臭皮囊脆弱，是因为它是载体，它是基因制造出来，传递自身的工具。道金斯大力宣传这一点，他辩才无碍，让这种认为基因“自私”的观点广为流传。在《机器人叛乱》一书中，认知科学家斯坦诺维奇又一次强调，我们必须面对这个令人不安的现实：基因是进化的主角，载体只是配角。在进化上，载体的意义就是传递基因，除此无他。载体是奴隶，基因是主人，奴隶为主人服务，必要时牺牲自己。在进化的眼中，倘若能传递基因，牺牲载体没什么大不了。有不少动物一生只繁殖一次，比如鲑鱼，它们为了繁殖不惜拼尽全力，很多会累死在洄游途中，侥幸到达产卵地的鲑鱼则不吃不喝，在繁殖之后死去。进化当然也不是为了种群，为了物种，因为进化史上不断有某种动物灭绝，绝大多数动物都灭绝了。倘若进化是个慈祥的母亲，不忍心看着任何一个物种消失，竭力保存有助于物种存活的性状，淘汰不利于物种存活的性状，那么地球上的生物就会越来越多，而没有什么物种会消失。这显然不是事实。

误以为进化是为了载体，或为了物种，这会让人开心，让人踏实。毕竟，进化对我们好，还有什么可担忧的，不必烦恼。一切进化都已安排好——可这是假象！进化偏爱的是基因。对基因传递有利的性状，进化就保留，对基因传递不利的性状，进化就抛弃。这就意味着，进化不关心健康，除非健康有利于传递基因，否则健康在进化眼里没任何价值。可是，健康，恰恰对载体重要，对我们的臭皮囊重要。世间的疾病、衰老和死亡，都是臭皮囊在承受，也就是我们自己在承受。倘若我们都不关心臭皮囊，那它就真要成为一个可怜的孤儿了。

爱惜你的臭皮囊

臭皮囊是自我的延伸，爱惜臭皮囊就是爱惜自我，关心臭皮囊就是关心自我。其实，更准确的说法是，自我是臭皮囊的延伸。真正的顺序就是这样，重要性也该这么排列。我书写，你阅读，似乎都是意识在主宰，跟身体无关。但这是意识的幻觉、偏见和狂妄。身体在先，意识在后，无论在进化上，还是在现实中，都是这样。

很多人有种错觉：当你没觉察到身体时，你以为意识可脱离身体而运作。但没觉察到不等于不重要；没有谁能看到氧气，可我们都离不开它。身体就像氧气。缺氧时，人才知道它重要。身体也一样。有一个经典的心理学实验，叫感觉剥夺。把人关在一个黑屋子里，蒙上眼罩，塞上耳塞，手臂裹上纸板，手上带上手套，在床上静卧，不能移动。视觉、听觉、触觉都被剥夺。结果是什么？很多人会出现幻觉、妄想，大多数人都受不了，宁可不要被试费，也要尽快离开这样一个鬼地方。

法国哲学家梅洛—庞蒂说，身体是通向世界的入口。在适度的刺激下，身体才健全，意识才正常。凯文·凯利说，没有身体约束的意识会走向疯狂：

> 身体是意识乃至生命停泊的港湾，是阻止意识被自酿的风暴吞噬的机器。神经线路天生就有玩火自焚的倾向。如果放任不管，不让它直接连接“外部世界”，聪明的网络就会把自己的构想当做现实。意识不可能超过其所能度量或计算的范畴。没有身体，意识便只能顾及自己。

现在，你多了一个理由，关心你的臭皮囊——如果你想正常，不想疯狂的话，就要对它好一点，让它处于良好状态。感觉剥夺导致幻觉，这是刺激太少带来的危险。而不计其数的遗传病和慢性病，则是身体无力化解内外刺激而出问题。臭皮囊常有无可奈何的时候，它不是进化的宠儿。它更像是一个动辄得咎的婢女，要服务于基因这个主人，俯首听命，辛苦劳碌。基因对进化重要，但臭皮囊对我们重要，我们得关心它。我们没得选，必须这么做。

有人问，我们怎么关心它呢？本书是一个起点，它让你看到臭皮囊的脆弱，看到它的可怜，它那么容易痛苦，那么容易生病，那么容易死亡……进化的视角深邃，但也可以饱含深情。进化告知我们的真相，让人悲伤，但也让人燃起希望。它没有心灰意冷，无可奈何，摊开双手说："只能这样了，我们无能为力，什么都做不了。"相反，它有很多积极的寓意要告诉我们。

既然有些病不是病，那么好了，我们不必过度担忧，它只是我们必须承担的东西。既然很多微生物都是老朋友，那么好了，我们不要做亲痛仇快的傻事，对老朋友不好，让新敌人钻空子。既然有些微生物是敌人，进化得又比我们快，跟它们硬拼和死磕，逞匹夫之勇，显然不明智，最好能借力打力，甚至化敌为友，尽量减少它们对我们的不利影响，而不是妄想消灭它们，毕竟它们无处不在，消灭不了。既然很多病都是文明病，是旧身体遇到了新环境，那么好了，改善环境，让它对人类更友善，或留意新环境，警惕它的潜在风险，趋利而避害。久坐不好，那就不要久坐；高糖饮料不好，那就不喝高糖饮料。这都是可选项。既然有些疾病跟基因多效性有关，那么好了，在治疗某种疾病时就要小心，某种特别的优势是否会因而丧失，无疑值得考虑。

"若无进化之光的照耀"，杜布赞斯基说，"生物学的一切都毫无意义"。同样，倘若缺乏进化的洞见，我们就没法深刻理解疾病，也没法完整理解健康。进化不只是一种理论，还是无数活生生的事实。在加拉帕戈斯群岛上，普林斯顿大学的两位鸟类学家发现，极小的鸟喙差异，就能决定一只达尔文雀的生死。在《鸟喙》一书中，记者乔纳森·维纳举了一个例子。有一种地雀，它们在大旱之前喙长10.68毫米，深9.42毫米。大旱之后，幸存下来的地雀喙长11.07毫米，深9.96毫米。这么小的差异，肉眼几乎看不出来，但它却决定了鸟儿的生死。“上帝的磨盘毫厘不爽地碾碎了弱者”，维纳如是说道。

鸟喙的细微差异，决定了地雀的生死。这种可遗传的性状差异，是进化的动力。时世艰难，谁生谁死，跟地雀觅食的难易有关，而难易又跟鸟喙的细微差别有关。加拉帕戈斯群岛上的地雀以蒺藜瓣为食，但不是每一只地雀都是命运的宠儿。这是差异攸关生死的另一案例。

> 蒺藜给中地雀带来的磨难比给大地雀带来的磨难大，给某些中地雀带来的磨难比给另一些中地雀带来的磨难大。大喙中地雀能嗑开蒺藜瓣，吞食种子的速度比小喙中地雀快。微小的差异就能决定一切。喙长11毫米的中地雀能嗑开蒺藜瓣，喙长10.5毫米的中地雀却连试都不试。“天平上的毫厘之差”足以决定谁生谁亡。能够嗑开蒺藜瓣的喙与不能嗑开蒺藜瓣的喙只有0.5毫米之差。

进化的原料依然存在：变异、遗传，以及繁殖差异。进化的过程依然发生：有利于个体繁殖的性状保留下来，不利的则被淘汰。进化的产物依然存在：各种各样的性状决定着我们的成败与得失，荣辱与生死。这适用于加拉帕戈斯的鸟雀，也适用于生活在加拉帕戈斯之外的人类。进化既能帮我们理解常人，也能帮我们理解病人；既能帮我们理解身病，也能帮我们理解心病。自1991年以来，进化医学就不断发展，这方面的论文和书籍越来越多。进化精神病学也已出现，它是进化医学的必然延伸，它是进化的目光从身体移向精神的自然结果。

进化不是空洞的理论，如前所述，它让我们更深入地理解疾病，也让我们有信心面对挑战，站得更高，看得更远，以批判的视角对待文明。接受它的种种便利，也看到它的诸多弊端，包括对臭皮囊的伤害。丹尼尔·利伯曼说，把一匹斑马送到他所在的美国新英格兰地区，它就会遇到一系列新问题，比如寻找充足的青草，在冬天保持体温，以及对抗陌生的寄生虫。原本生活在热带的斑马，没法很快适应高纬度的新英格兰。这种错配，恰是问题的根源。要知道，没有任何动物，包括人，能在极短的时间里适应任何新环境。在某种程度上，我们就像那匹斑马，被放到了一个错误的地方，一个文明的美丽新世界。

无独有偶，斯坦福大学的萨波尔斯基也谈过斑马。在《斑马为什么不得胃溃疡》一书中，这位灵长类学家说道："有多少斑马会担心到它们年老时，养老金是否能按时发放？有多少斑马第一次跟异性约会时会考虑该说什么话？从动物进化的角度来看，心理压力是相当晚近的发明。"人得胃溃疡，斑马不会。萨波尔斯基认为，这也是文明的代价：我们不再生活在非洲大草原上，而是身处一个快节奏的新世界里，过多的压力让人疲于奔命，很多疾病如不速之客，不请自来。人类学、社会学、心理学的诸多研究一再发现，人是否容易生病，跟自己所处的社会地位密切相关：地位越低，越容易遭受疾病折磨。医学史家西格里斯特说，即便死亡率不断下降，但底层人更容易感染肺结核，更容易感染肺炎，更容易感染其他疾病，也更容易因病而致残，而死亡。

而在人类进化史上，地位的巨大差异，不是与生俱来的默认设置。有人富可敌国，资产数以亿计，有人家徒四壁，几无立椎之地，这种景象在原始社会极为罕见。要知道，在农业发明以前，食物没有巨大盈余，也无法长期储存，人类处于一种原始的平等社会里，纵然辛苦劳累，但没有天壤之别的地位差异。这一点，正如人类学家布鲁斯·纳夫特所说：

> 在 12000 年前，人类基本是平等的。他们生活的社会可被称为平等社会，极少有政治集权，也没有社会等级。每个人都参与集体决策，而在家庭之外，没有谁支配谁。

随后，文明到来，阶级出现，社会不断分化，有剥削者，有被剥削者，富者愈富，贫者愈贫，下层民众承担的压力日甚一日，他们不但要养活自己，养活家人，还得养活那些骑在自己头上的人。社会进步即便能减少绝对贫困，但相对贫困依然存在，甚至可能更严重。谁经常遭受巨大压力，谁就容易得胃溃疡，谁就容易生其他病，谁就容易在生病后束手无策，任由痛苦逗留和蔓延。不过，跟地位悬殊有关的文明病，是一个更难处理的社会问题。但进化对这一问题的正视和揭示，让很多误解、污蔑和谣言不攻自破，比如“进化 = 守旧”“进化 = 维持现状”“进化 = 为既得利益者辩护”。

文明病，暗示着人类制造了一个连自己也无法完全适应的环境。在这个环境里，我们的身体更容易生病。于是，有人要逃避，要远离文明，走向自然与田园。但这样做的人很少，这样做的效果也很难说。在饮食和生活方式上全面回归石器时代，大多数人恐怕都不愿意。这样太极端了。在我看来，文明病要靠文明来治疗，致病的文明因素需要靠更健康、更合理的文明因素去克服。简而言之，文明病要靠改造文明、优化文明来对付，不能寄希望于逃避文明、抵制文明。历史上，营养缺乏导致的文明病，比如糙皮病、坏血病，也都是依靠文明的力量来治疗，比如传统与习俗，比如现代科学和医学的进步。没有谁会仅仅为了营养均衡，逃离都市，深入荒野，过筚路蓝缕、茹毛饮血的日子。对人类来说，这不是上策。

糙皮病的治疗史，再明白不过地说明，对付文明病，依然要靠文明。西方殖民者征服美洲，把当地的玉米引入欧洲，此举大受欢迎。

但很快，他们就开始倒霉了。特别是许多底层民众，他们以玉米为主食，很容易变成“蝴蝶人”：这些患病者的鼻梁上会出现蝴蝶图案，这种图案很快就蔓延到身体的其他部位，变成疼痛难忍的疮痂。糙皮病带来了严重后果。“有些人奇痒难耐，甚至淹死自己。有些则逐渐变得神志不清。到了1881年，意大利约有十万人感染此病”，斯图尔德·艾伦这样写道。到了20世纪中叶，科学家才弄清楚，这种病是因为玉米中缺乏烟酸所致。可以看出，科学是对付文明病的一件利器。但科学不是唯一的选项。毕竟，数个世纪以来，印第安人同样以玉米为主食，可他们为什么不得糙皮病呢？

原来，印第安人有一项传统的饮食习俗，这个习俗暗中帮了他们。把玉米磨碎之前，印第安人会把玉米泡在一个池子里，池水中有石灰或木灰，就这样泡上一夜。欧洲殖民者不以为然，认为这是野蛮人懒惰，为了让玉米更容易打碎。但这样做，其实就能把“锁”在玉米里的烟酸释放出来，从而满足人体的营养需求。这是习俗帮人对抗文明病。同样有效，不可小瞧。

文明病，让我们再次把目光投向健康。健康，不是我们唯一重要的东西。但显然，没有健康，许多重要的东西都无法拥有。有人错误地以为，舒适就是健康，但进化医学打破了这种现代迷信，告诉我们真相：很多舒适，其实不健康，其实是制造各种慢性病的原料。

这本书似乎在谈臭皮囊的脆弱，但它更想告诉你：很多脆弱，都是我们的选择。你可以选择脆弱，也可以选择不脆弱。你选对了，就能把臭皮囊保养得更好，让它更耐用。你选错了，它就像巴尔扎克笔下的神秘驴皮一样，不断磨损，不断变小，很快就会消耗掉。所以，爱惜你的臭皮囊。善待它，善用它，你知道，进化并不在乎它，文化有时也伤害它。而它，对你意义重大。所有的功名利禄，都无法取代臭皮囊的地位。恰恰相反，只有在臭皮囊状态良好的情况下，你追求的一切，拥有的一切，才令人赏心悦目，才让人幸福满足。但我们想着其他的诸多好处，却常常忘了身体的重要。

不过，臭皮囊既脆弱，也坚强。这不是悖论，这是事实。但我踌躇再三，不想把这个事实过早说出：它会让人骄傲，甚至让人忘乎所以，以至于忘了他有一副臭皮囊，很脆弱，容易生病。人总会好了伤疤忘了疼，我只好耳提面命。现在是时候安慰一下他了，用事实，而不是用幻觉。试想一下，全世界各种各样的致病因素，每星期 7 天，每天 24 小时，不间断地向人进攻，来势汹汹。可结果是什么呢？结果就是，人类的平均寿命达到了 70 岁。我们这一身臭皮囊，居然能抵抗这么多波次的进攻，如此顽强，超过了我们的想象。杜甫说，“人生七十古来稀”。看来在他那时候，以及在他之前的时代，活到 70 岁并不容易。可我们现在做到了，以后还会做得更好。这么一看，臭皮囊还是很耐用的。

巴尔扎克会说，再怎么耐用的驴皮，迟早都会消失。不信，你可以读一读我的《驴皮记》。这也是实情。我们这一身臭皮囊，迟早会报废。对于有性生殖的物种而言，衰老和死亡是规律，不是例外。人也一样，谁都会老，谁都得死。人不能改变老与死的归宿，但能改变对它们的态度。这不是精神胜利，这比精神胜利更丰富，因为它指向一个更深刻的事实，即你如何应对世界，恰恰就是你的生活。你的选择，就是你的一切。衰老是现实，多有不便，但这不是说老便无用，唯有等死。老有老的好处，恰如少有少的精彩。老有可为，亦如少有可为。

西塞罗写《论老年》，热情为老年辩护，说老年不等于无用，体力渐衰，但脑力尚在，还能做事，还能有美德，有欢乐。汉人刘向讲过这样一个故事：

> 昔者，楚丘先生行年七十，披裘带索，往见孟尝君，欲趋不能进。孟尝君曰：“先生老矣，春秋高矣，何以教之？”楚丘先生曰：“噫！将我而老乎？噫！将使我追车而赴马乎？投石而超距

> 乎？逐麋鹿而搏虎豹乎？吾已死矣！何暇老哉！噫！将使我出正辞而当诸侯乎？决嫌疑而定犹豫乎？吾始壮矣，何老之有！”孟尝君逡巡避席，面有愧色。

许多人就像孟尝君一样，以为年老必无用，老了只好等死。其实，这是对老的误解和歧视。老有不便，少不也有不便吗？老使人保守，但少不也使人轻狂么？没有什么年纪是最好。一个人总是停留在青春状态，恐怕也有无穷烦恼。

老不可怕，死也一样。有生必有死，自然之理。这一点，庄子看得很透彻。他说：“夫大块载我以形，劳我以生，佚我以老，息我以死。故善生者，乃所以善死也。”天地赋予人形体，以“生”让人劳碌，以“老”让人安闲，以“死”让人休息。这是智慧的解读，也是豁达的态度。庄子看破生死，妻死，鼓盆而歌。临死，弟子欲厚葬，他拒绝，说我以天地为棺木，日月为碧玉，星辰做葬珠，万物来送葬，这还不够壮观吗？孔子重死更重生，说不知生，焉知死。生死一体两面，知生方能知死，乐生方不畏死。这跟庄子的善生所以善死，可谓异曲同工。

谈到死，蒙田曾以平淡的口吻写道：

> 你的生命不论在何地结束，总是整个儿留在了那里。生命的价值不在于岁月长短，而在于如何度过。有的人寿命很长，但内容很少；当你活着的时候要提防这一点。你活得是否有意义，这取决于你的意愿，不看岁数多少。你不停往那儿走的地方，你可曾想过会走不到吗？要知道，条条道路，都有尽头。

我还想提一下道金斯。他是一个著名的无神论者，经常说一些对宗教不敬的话；上帝保佑谁都不会保佑他。那么，他怕死吗？怕得要命，惶惶不可终日吗？答案很可能是否定的。在《拆解彩虹》（*Unweaving the Rainbow*）一书的开头，道金斯就谈起了死亡，文字优美而睿智：

> 我们正在死去，但正因为这样，我们才成了幸运儿。很多人永远都不会死，因为他们根本就没有诞生。这些可能出生而实际没有出生的人，比阿拉伯大沙漠中的砂砾还要多。他们本应像我一样活着，但却永远见不到一丝阳光。显然，这些没有诞生的幽灵中，有比济慈更伟大的诗人，有比牛顿更伟大的科学家。我们确信这一点，因为DNA的潜在组合告诉我们，没有出生的人数远远超过实际出生的人数。直面这种渺茫机会的，就是你和我，就是这个世界的芸芸众生。

道金斯不需要宗教来慰藉。他不怕死，我们也不必怕。跟他一样，我们都是幸运儿。地球之外，没有天堂。身体之外，没有灵魂。臭皮囊，一直陪我们在路上，不管这路有多长。

参考文献

Allen , J. , & Hector, D. (2005). Benefits of breastfeeding. *New South Wales Public Health Bulletin*, 16 (4), 42 -46.

American College of Obstetricians and Gynecologists. (2004). ACOG Practice Bulletin: Nausea and Vomiting of Pregnancy. Clinical management guidelines for obstetrician - gynecologists. *ACOG*, 52. 803 -815.

Anderson, J. W. , Johnstone, B. M. , & Remley, D. T. (1999). Breast - feeding and cognitive development: a meta - analysis. *The American journal of clinical nutrition*, 70 (4), 525 -535.

Ames, B. N. , Profet, M. , & Gold, L. S. (1990). Nature's chemicals and synthetic chemicals: comparative toxicology. *Proceedings of the National Academy of Sciences*, 87 (19), 7782 -7786.

Anway, M. D. , Cupp, A. S. , Uzumcu, M. , & Skinner, M. K. (2005). Epigenetic transgenerational actions of endocrine disruptors and male fertility. *Science*, 308, 1466 -69.

Austad, S. N. (1993). Retarded senescence in an insular population of Virginia opossums (*Didelphis virginiana*). *Journal of Zoology*, 229 (4), 695 -708.

Azad, M. B. , Konya, T. , Maughan, H. , Guttman, D. S. , Field, C. J. , Chari, R. S. , ...& Kozyrskyj, A. L. (2013). Gut microbiota of healthy Canadian infants: profiles by mode of delivery and infant diet at 4 months. *Canadian Medical Association Journal*, 185 (5), 385 -394.

Bateson, P. , Barker, D. , Clutton - Brock, T. , Deb, D. , D'Udine, B. , Foley, R. A. , ... & Sultan, S. E. (2004). Developmental plasticity and human *health*. *Nature*, 430 (6998), 419 - 421.

Beck, C. T. (1996). Postpartum depressed mothers' experiences interacting with their children. *Nursing Research*, 45, 98 - 104.

Bentley, G. R., & Aunger, R. (2008). Practical Aspects of Evolutionary Medicine. In S. Elton & P. O' Higgins (Eds.), *Medicine and evolution: Current applications, future prospects* (217 - 240). New York: Taylor & Francis Group.

Blask, D. E., Brainard, G. C., Dauchy, R. T., Hanifin, J. P., Davidson, L. K., Krause, J. A., ...& Zalatan, F. (2005). Melatonin - depleted blood from premenopausal women exposed to light at night stimulates growth of human breast cancer xenografts in nude rats. *Cancer research*, 65 (23), 11174 - 11184.

Braun - Fahrländer, C., Riedler, J., Herz, U., Eder, W., Waser, M., Grize, L., ...& von Mutius, E. (2002). Environmental exposure to endotoxin and its relation to asthma in school - age children. *New England Journal of Medicine*, 347 (12), 869 - 877.

Bronikowski, A. M., Altmann, J., Brockman, D. K., Cords, M., Fedigan, L. M., Pusey, A., ...& Alberts, S. C. (2011). Aging in the natural world: comparative data reveal similar mortality patterns across primates. *Science*, 331 (6022), 1325 - 1328.

Buckwalter, J. G., & Simpson, S. W. (2002). Psychological factors in the etiology and treatment of severe nausea and vomiting in pregnancy. *American Journal of Obstetrics and Gynecology*, 186 (5), S210 - S214.

Bygren, L. O., Kaati, G., & Edvinsson, S. (2001). Longevity determined by paternal ancestors' nutrition during their slow growth period. *Acta biotheoretica*, 49 (1), 53 - 59.

Chen, C. H., Wang, T. M., Chang, H. M., & Chi, C. S. (2000). The effect of breast - and bottle - feeding on oxygen saturation and body temperature in preterm infants. *Journal of Human Lactation*, 16 (1), 21 - 27.

Cheslack - Postava, K., Liu, K., & Bearman, P. S. (2011). Closely spaced pregnancies are associated with increased odds of autism in California sibling *births. Pediatrics*, 127 (2), 246 - 253.

Clutton - Brock, T. H., & Isvaran, K. (2007). Sex differences in ageing in natural populations of ertebrates. *Proceedings of the Royal Society B: Biological Sciences*, 274 (1629), 3097 - 3104.

Connolly, K. J., & Edelmann, R. J. (1988). Depression and reproductive failure: a comment on Suarez & Gallup. *Journal of social and biological structures*, 11 (2), 215 - 217.

Cooney, D. O. & Struhsaker, T. T. 1997. Adsorptive capacity of charcoals eaten by Zanzibar red colobus monkeys: Implications for reducing dietary toxins. *International Journal of Primatology*, 18, 235 - 246.

Cordain, L., Eaton, S. B., Brand Miller, J., Lindeberg, S., & Jensen, C. (2002). An evolutionary analysis of the aetiology and pathogenesis of juvenile - onset myopia. *Acta Ophthalmologica Scandinavica*, 80 (2), 125 - 135.

Correale, J., & Farez, M. (2007). Association between parasite infection and immune responses in multiple sclerosis. *Annals of Neurology*, 61 (2), 97 - 108.

Crespi, B., & Summers, K. (2005). Evolutionary biology of cancer. *Trends in Ecology & Evolution*, 20 (10), 545 - 552.

Crews, D. E. (2003). *Human senescence: Evolutionary and biocultural perspectives.* Cambridge University Press.

Davis, M. (2004). Nausea and vomiting of pregnancy: an evidence - based review. *The Journal of Perinatal & Neonatal Nursing*, 18 (4), 312 - 328.

Davis, J. A., & Gallup Jr., G. G. (2006). Preeclampsia and other pregnancy related complications as an adaptive response to unfamiliar semen. In S. Platek, & T. Shackelford (Eds.) *Female infidelity and paternal uncertainty: Evolutionary perspectives on male anti - cuckoldry tactics* (pp. 191 - 204). Cambridge, UK: Cambridge University Press.

De Filippo, C., Cavalieri, D., Di Paola, M., Ramazzotti, M., Poullet, J. B., Massart, S., ...& Lionetti, P. (2010). Impact of diet in shaping gut microbiota revealed by a comparative study in children from Europe and rural Africa. *Proceedings of the National Academy of Sciences*, 107 (33), 14691 - 14696.

Denic, S., & Agarwal, M. M. (2007). Nutritional iron deficiency: An evolutionary perspective. *Nutrition*, 23 (7), 603 - 614.

Dennis, C. L., & McQueen, K. (2009). The relationship between infant - feeding outcomes and postpartum depression: a qualitative systematic review. *Pediatrics*, 123 (4), e736 - e751.

Diamond, J. (2003). The double puzzle of diabetes. *Nature*, 423 (6940), 599 - 602.

Doan, T., Gardiner, A., Gay, C. L., & Lee, K. A. (2007). Breast - feeding increases sleep duration of new parents. *The Journal of perinatal & neonatal nursing*, 21 (3), 200 - 206.

Dominy, N. J., Davoust, E., & Minekus, M. (2004). Adaptive function of soil consumption: an in vitro study modeling the human stomach and small intestine. *Journal of Experimental Biology*, 207 (2), 319 - 324.

Eaton, S. B., Pike, M. C., Short, R. V., Lee, N. C., Trussell, J., Hatcher, R. A., ...& Hurtado, A. M. (1994). Women's reproductive cancers in evolutionary context. *Quarterly Review of Biology*, 69 (3), 353 - 367.

Eaton, S. B., Strassman, B. I., Nesse, R. M., Neel, J. V., Ewald, P. W., Williams, G. C., ... & Cordain, L. (2002). Evolutionary health promotion. *Preventive medicine*, 34 (2), 109 - 118.

Ege, M. J., Mayer, M., Normand, A. C., Genuneit, J., Cookson, W. O., Braun - Fahrländer, C., ...& von Mutius, E. (2011). Exposure to environmental microorganisms and childhood asthma. *New England Journal of Medicine*, 364 (8), 701 - 709.

Ewald, P. W. (1999). Virulence management in humans. In Stearns, S. C., & Koella, J. C. (Eds.). (2007). *Evolution in health and disease* (pp. 399 - 412). Oxford University Press.

Farooqi, I. S., & Hopkin, J. M. (1998). Early childhood infection and atopic disorder. Thorax, 53 (11), 927 - 932.

Fessler, D. M. T. (2002). Are mothers battling embryos or pathogens? *Trends in Ecolo-*

gy & Evolution, 17 (8), 360.

Fessler, D. M. T. (2002). Reproductive immunosuppression and diet. *Current Anthropology*, 43 (1), 19 -61.

Fessler, D. M., Eng, S. J., & Navarrete, C. D. (2005). Elevated disgust sensitivity in the first trimester of pregnancy: Evidence supporting the compensatory prophylaxis hypothesis. *Evolution and Human Behavior*, 26 (4), 344 -351.

Flaxman, S. M., & Sherman, P. W. (2000). Morning sickness: A mechanism for protecting mother and embryo. Quarterly Review of Biology, 75 (2), 113 -148.

Flaxman, S. M., & Sherman, P. W. (2002). Is morning sickness maladaptive? *Trends in Ecology & Evolution*, 17 (8), 359.

Flaxman, S. M., & Sherman, P. W. (2008). Morning sickness: adaptive cause or nonadaptive consequence of embryo viability? *The American Naturalist*, 172 (1), 54 -62.

Forbes, S. (2002). Pregnancy sickness and embryo quality. *Trends in Ecology & Evolution*, 17 (3), 115 -120.

Gordon Jr, G., Burch, R. L., & Platek, S. M. (2002). Does semen have antidepressant properties? *Archives of Sexual Behavior*, 31 (3), 289 -293.

Gallup Jr, G. G., & Hobbs, D. R. (2011). Evolutionary medicine: Bottle feeding, birth spacing, and autism. *Medical hypotheses*, 77 (3), 345 -346.

Gallup Jr, G. G., Nathan Pipitone, R., Carrone, K. J., & Leadholm, K. L. (2010). Bottle feeding simulates child loss: Postpartum depression and evolutionary medicine. *Medical hypotheses*, 74 (1), 174 -176.

Gallup Jr, G. G., Reynolds, C. J., Bak, P. A., & Aboul - Seoud, F. (2014). Evolutionary medicine: The impact of evolutionary theory on research, prevention, and practice. *The Journal of the Evolutionary Studies Consortium*, 6 (1), 69 -79.

Gavrilova, N. S., Gavrilov, L. A., Evdokushkina, G. N., Semyonova, V. G., Gavrilova, A. L., Evdokushkina, N. N., ...& Andreyev, A. Y. (1998). Evolution, mutations, and human longevity: European royal and noble families. *Human Biology*, 70 (4), 799 - 804.

Gluckman, P. D., Beedle, A., & Hanson, M. A. (2009). *Principles of evolutionary medicine.* Oxford University Press.

Greaves, M. (2008). Cancer: evolutionary originsof vulnerability. In Stearns, S. C., & Koella, J. C. (Eds.). *Evolution in health and disease* (pp. 277 - 287). NY: Oxford University Press.

Guarner, F., & Malagelada, J. R. (2003). Gut flora in health and disease. *The Lancet*, 361 (9356), 512 - 519.

Hagen, E. H. (1999). The functions of postpartum depression. *Evolution and Human Behavior*, 20 (5), 325 - 359.

Hagen, E. H. (2002). Depression as bargaining: The case postpartum. *Evolution and Human Behavior*, 23 (5), 323 - 336.

Haig, D. (1993). Genetic conflicts in human pregnancy. *Quarterly Review of Biology*, 68 (4), 495 - 532.

Hamilton, J. B., & Mestler, G. E. (1969). Mortality and survival: comparison of eunuchs with intact men and women in a mentally retarded population. *Journal of Gerontology*, 24 (4), 395 - 411.

Hamilton, M. T., Hamilton, D. G., & Zderic, T. W. (2007). Role of low energy expenditure and sitting in obesity, metabolic syndrome, type 2 diabetes, and cardiovascular disease. *Diabetes*, 56 (11), 2655 - 2667.

Hamilton, M. T., Healy, G. N., Dunstan, D. W., Zderic, T. W., &Owen, N. (2008). Too little exercise and too much sitting: inactivity physiology and the need for new recommendations on sedentary behavior. *Current Cardiovascular Risk Reports*, 2 (4), 292 - 298.

Hannah, P., Adams, D., Lee, A., Glover, V., & Sandler, M. (1992). Links between early post - partum mood and post - natal depression. *The British Journal of Psychiatry*, 160 (6), 777 - 780.

Hatton, D. C., Harrison - Hohner, J., Coste, S., Dorato, V., Curet, L. B., & McCarron, D. A. (2005). Symptoms of postpartum depression andbreastfeeding. *Journal of Human Lactation*, 21 (4), 444 – 449.

Healy, G. N., Dunstan, D. W., Salmon, J., Cerin, E., Shaw, J. E., Zimmet, P. Z., & Owen, N. (2008). Breaks in sedentary time beneficial associations with metabolic risk. *Diabetes Care*, 31 (4), 661 – 666.

Heinig, M. J., & Dewey, K. G. (1996). Health advantages of breast feeding for infants: A critical review. *Nutrition Research Reviews*, 9 (01), 89 – 110.

Heinig, M. J., & Dewey, K. G. (1997). Health effects of breast feeding for mothers: A critical review. *Nutrition Research Reviews*, 10 (01), 35 – 56.

Houston, D. C., Gilardi, J. D., & Hall, A. J. (2001). Soil consumption by elephants might help to minimize the toxic effects of plant secondary compounds in forest browse. *Mammal Review*, 31 (3 – 4), 249 – 254.

Hu, F. B., Li, T. Y., Colditz, G. A., Willett, W. C., & Manson, J. E. (2003). Television watching and other sedentary behaviors in relation to risk of obesity and type 2 diabetes mellitus in women. *Jama*, *289* (14), 1785 – 1791.

Jasienska, G. (2001). Why energy expenditure causes reproductive suppression in women: an evolutionary and bioenergetic perspective. In Ellison, P. T. (Ed), *Reproductive ecology and human evolution* (pp. 59 – 84). Transaction Publishers.

Kaati, G., Bygren, L. O., & Edvinsson, S. (2002). Cardiovascular and diabetes mortality determined by nutrition during parents' and grandparents' slow growth period. *European Journal of Human Genetics*, 10, 82 – 88.

Katzmarzyk, P. T., Church, T. S., Craig, C. L., & Bouchard, C. (2009). Sitting time and mortality from all causes, cardiovascular disease, and cancer. *Medicine and Science in Sports and Exercise*, 41 (5), 998 – 1005.

Kelly, D., King, T., & Aminov, R. (2007). Importance of microbial colonization of the gut in early life to the development of immunity. *Mutation Research/Fundamental and Molecular Mechanisms of Mutagenesis*, 622 (1), 58 – 69.

Kirkwood, T. B. (1977). Evolution of ageing. *Nature*, 270 (5635), 301 – 304.

Kirkwood, T. B., & Austad, S. N. (2000). Why do we age? *Nature*, 408 (6809), 233 – 238.

Kirkwood, T. B. , & Rose, M. R. (1991). Evolution of senescence: late survival sacrificed for reproduction. *Philosophical Transactions of the Royal Society of London. Series B: Biological Sciences*, 332 (1262), 15 - 24.

Kliukiene, J. , Tynes, T. , & Andersen, A. (2001). Risk of breast cancer among Norwegian women with visual impairment. *British Journal of Cancer*, 84 (3), 397 - 399.

Kondrashova, A. , Reunanen, A. , Romanov, A. , Karvonen, A. , Viskari, H. , Vesikari, T. , ...& Hyöty, H. (2005). A six - fold gradient in the incidence of type 1 diabetes at the eastern border of Finland. *Annals of medicine*, 37 (1), 67 - 72.

Kopp, E. B. , & Medzhitov, R. (2009). Infection and inflammation in somatic maintenance, growth and longevity. *Evolutionary Applications*, 2 (1), 132 - 141.

Klaus, G. , Klaus - Hügi, C. , & Schmid, B. (1998). Geophagy by large mammals at natural licks in the rain forest of the Dzanga National Park, Central African Republic. *Journal of Tropical Ecology*, 14 (06), 829 - 839.

Knezevich, M. (1998). Geophagy as a therapeutic mediator of endoparasitism in a free - ranging group of rhesus macaques (*Macaca mulatta*). *American Journal of Primatology*, 44 (1), 71 - 82.

Krishnamani, R. , & Mahaney, W. C. (2000). Geophagy among primates: adaptive significance and ecological consequences. *Animal Behaviour*, 59 (5), 899 - 915.

Kruger, D. J. , & Nesse, R. M. (2004). Sexual selection and the male: female mortality ratio. *Evolutionary Psychology*, 2, 66 - 85.

Liberman, D. E. (2013). *The story of the human body: Evolution, health, and disease.* Pantheon Books.

Lindeberg, S. (2010). *Food and western disease: Health and nutrition from an evolutionary perspective.* Wiley - Blackwell.

López - Serrano, P. , Pérez - Calle, J. L. , Pérez - Fernández, M. T. , Fernández - Font, J. M. , Boixeda de Miguel, D. , & Fernández - Rodríguez, C. M.

(2010). Environmental risk factors in inflammatory bowel diseases. Investigating the hygiene hypothesis: a Spanish case – control study. *Scandinavian Journal of Gastroenterology*, 45 (12), 1464 – 1471.

Mahaney, W. C., Hancock, R. G. V., Aufreiter, S., & Huffman, M. A. (1996). Geochemistry and clay mineralogy of termite mound soil and the role of geophagy in chimpanzees of the Mahale Mountains, Tanzania. *Primates*, 37 (2), 121 – 134.

Merlo, L. M., Pepper, J. W., Reid, B. J., & Maley, C. C. (2006). Cancer as an evolutionary and ecological process. *Nature Reviews Cancer*, 6 (12), 924 – 935.

Min, K. J., Lee, C. K., & Park, H. N. (2012). The lifespan of Korean eunuchs. *Current Biology*, 22 (18), R792 – R793.

Moore, L. G., Niermeyer, S., & Zamudio, S. (1998). Human adaptation to high altitude: Regional and life - cycle perspectives. *American Journal of Physical Anthropology*, 107 (S27), 25 – 64.

Myaruhucha, C. N. (2009). Food cravings, aversions and pica among pregnant women in Dar es Salaam, Tanzania. *Tanzania journal of health research*, 11 (1), 29 – 34.

Neel, J. V. (1962). Diabetes mellitus: A "thrifty" genotype rendered detrimental by "progress"? *American Journal of Human Genetics*, 14 (4), 353.

Nesse, R. M., & Berridge, K. C. (1997). Psychoactive drug use in evolutionary perspective. *Science*, 278 (5335), 63 – 66.

Nesse, R. M., & Stearns, S. C. (2008). The great opportunity: Evolutionary applications to medicine and public health. *Evolutionary Applications*, 1 (1), 28 – 48.

Nesse, R. M., & Williams, G. C. (1994). *Why we get sick: The new science of Darwinian medicine*. New York: Vintage.

Nesse, R. M. & Williams, G. C. (1998). Evolution and the origins of disease. *Scientific American* 279, 86 – 93.

Neu, J., & Rushing, J. (2011). Cesarean versus vaginal delivery: Long – term infant outcomes and the hygiene hypothesis. *Clinics in Perinatology*, 38 (2), 321 – 331.

Norn, M. (1997). Myopia among the Inuit population of East Greenland. *Acta Ophthalmologica Scandinavica*, 75 (6), 723 - 725.

Ochsenbein - Kölble, N., von Mering, R., Zimmermann, R., & Hummel, T. (2007). Changes in olfactory function in pregnancy and postpartum. *International Journal of Gynecology & Obstetrics*, 97 (1), 10 - 14.

Oldham - Cooper, R. E., Hardman, C. A., Nicoll, C. E., Rogers, P. J., & Brunstrom, J. M. (2011). Playing a computer game during lunch affects fullness, memory forlunch, and later snack intake. *The American journal of clinical nutrition*, 93 (2), 308 - 313.

Pakarinen, J., Hyvärinen, A., Salkinoja - Salonen, M., Laitinen, S., Nevalainen, A., Mäkelä, M. J., ... & Von Hertzen, L. (2008). Predominance of Gram - positive bacteria in house dust in the low - allergy risk Russian Karelia. *Environmental Microbiology*, 10 (12), 3317 - 3325.

Patel, A. V., Bernstein, L., Deka, A., Feigelson, H. S., Campbell, P. T., Gapstur, S. M., ...& Thun, M. J. (2010). Leisure time spent sitting in relation to total mortality in a prospective cohort of US adults. *American Journal of Epidemiology*, 172 (4), 419 - 429.

Patil, C. L., Abrams, E. T., Steinmetz, A. R., & Young, S. L. (2012). Appetite sensations and nausea and vomiting in pregnancy: an overview of the explanations. *Ecology of food and nutrition*, 51 (5), 394 - 417.

Patil, C. L. (2012). Appetite sensations in pregnancy among agropastoral women in rural Tanzania. *Ecology of food and nutrition*, 51 (5), 431 - 443.

Perls, T. T., Alpert, L., & Fretts, R. C. (1997). Middle - aged mothers live longer. *Nature*, 389 (6647), 133.

Penn, D. J., & Smith, K. R. (2007). Differential fitness costs of reproduction between the sexes. *Proceedings of the National Academy of Sciences*, 104 (2), 553 - 558.

Pepper, G. V., & Roberts, S. C. (2006). Rates of nausea and vomiting in pregnancy and dietary characteristics across populations. *Proceedings of the Royal Society B: Biological Sciences*, 273 (1601), 2675 - 2679.

Perls, T. T., Alpert, L., & Fretts, R. C. (1997). Middle – aged mothers live longer. *Nature*, 389 (6647), 133.

Pollard, T. M. (2008). *Western diseases: An evolutionary perspective.* Cambridge University Press.

Pond, C. M. (1998). *The fats of life.* Cambridge University Press.

Profet, M. (1991). The function of allergy: Immunological defense against toxins. *Quarterly Review of Biology*, 66 (1), 23 – 62.

Profet, M. (1992). Pregnancy sickness as adaptation: A deterrent to maternal ingestion of teratogens. In Jerome H. Barkow, Leda Cosmides, & John Tooby (Eds.), *The Adapted Mind* (327 – 366). Oxford University Press.

Profet, M. (1993). Menstruation as a defense against pathogens transported by sperm. *Quarterly Review of Biology*, 68 (3), 335 – 386.

Renz, H., Brandtzaeg, P., & Hornef, M. (2012). The impact of perinatal immune development on mucosal homeostasis and chronic inflammation. *Nature Reviews Immunology*, 12 (1), 9 – 23.

Rook, G. A. (2009). *The hygiene hypothesis and Darwinian medicine.* Springer Science & Business Media.

Rook, G. A. (2012). Hygiene hypothesis and autoimmune diseases. *Clinical Reviews in Allergy & Immunology*, 42 (1), 5 – 15.

Rose, M. R. (1990). *Evolutionary biology of aging.* Oxford University Press.

Schaub, B., Lauener, R., & von Mutius, E. (2006). The many faces of the hygiene hypothesis. *Journal of Allergy and Clinical Immunology*, 117 (5), 969 – 977.

Sharma, V., & Corpse, C. S. (2008). Case study revisiting the association between breastfeeding and postpartum depression. *Journal of Human Lactation*, 24 (1), 77 – 79.

Sherman, P. W., & Billing, J. (1999). Darwinian Gastronomy: Why We Use Spices Spices taste good because they are good for us. *BioScience*, 49 (6), 453 – 463.

Sherman, P. W., & Flaxman, S. M. (2001). Protecting ourselves from food. *American Scientist*, 89 (2), 142 – 151.

Sherman, P. W., & Flaxman, S. M. (2002). Nausea and vomitingof pregnancy in an evolutionary perspective. *American Journal of Obstetrics and Gynecology*, 186 (5), S190 - S197.

Sherman, P. W., & Hash, G. A. (2001). Why vegetable recipes are not very spicy. *Evolution and Human Behavior*, 22 (3), 147 - 163.

Short, R. V. (1976). The evolution of human reproduction. *Proceedings of the Royal Society of London. Series B. Biological Sciences*, 195 (1118), 3 - 24.

Simpson, S. W., Goodwin, T. M., Robins, S. B., Rizzo, A. A., Howes, R. A., Buckwalter, D. K., & Buckwalter, J. G. (2001). Psychological factors and hyperemesis gravidarum. *Journal of Women's Health & Gender - Based Medicine*, 10 (5), 471 - 477.

Singer, M., De Santis, V., Vitale, D., & Jeffcoate, W. (2004). Multiorgan failure is an adaptive, endocrine - mediated, metabolic response to overwhelming systemic inflammation. *Lancet*, 364, 545 - 48.

Smith, E. O. (1999). Evolution, substance abuse, and addiction. In W. R. Trevathan, E. O. Smith, & J. J. Mckenna (Eds.), *Evolutionary Medicine* (pp. 375 - 405). New York: Oxford University Press.

Smith, K. R., Hanson, H. A., Mineau, G. P., & Buys, S. S. (2011). Effects of BRCA1 and BRCA2 mutations on female fertility. *Proceedings of the Royal Society B: Biological Sciences*, 279, 1389 - 1395.

Suarez, S. D., & Gallup Jr, G. G. (1985). Depression as a response to reproductive failure. *Journal of Social and Biological Structures*, 8 (3), 279 - 287.

Stearns, S. C. (2005). Issues in evolutionary medicine. *American Journal of Human Biology*, 17 (2), 131 - 140.

Stearns, S. C. (2012). Evolutionary medicine: its scope, interest and potential. *Proceedings of the Royal Society B: Biological Sciences*, 279 (1746), 4305 - 4321.

Stearns, S. C., & Ebert, D. (2001). Evolution in health and disease: Work in progress. *Quarterly Review of Biology*, 76 (4), 417 - 432.

Stearns, S. C. , & Koella, J. C. (Eds.). (2008). *Evolution in health and disease.* New York: Oxford University Press.

Stearns, S. C. , Nesse, R. M. , Govindaraju, D. R. , & Ellison, P. T. (2010). Evolutionary perspectives on health and medicine. *Proceedings of the National Academy of Sciences*, 107 (suppl 1), 1691 - 1695.

Steinmetz, A. R. , Abrams, E. T. , & Young, S. L. (2012). Patterns of nausea, vomiting, aversions, and cravings during pregnancy on Pemba Island, Zanzibar, Tanzania. *Ecology of food and nutrition*, 51 (5), 418 - 430.

Strachan, D. P. (1995). Epidemiology of hay fever: towards a community diagnosis. *Clinical & Experimental Allergy*, 25 (4), 296 - 303.

Strachan, D. P. (2000). Family size, infection and atopy: The first decade of the hygiene hypothesis. *Thorax*, 55 (Suppl 1), S2 - S10.

Strassmann, B. I. (1997). The biology of menstruation in Homo sapiens: Total lifetime menses, fecundity, and nonsynchrony in a natural - fertility population. *Current Anthropology*, 38 (1), 123 - 129.

Stuebe, A. M. , Willett, W. C. , Xue, F. , & Michels, K. B. (2009). Lactation and incidence of premenopausal breast cancer: a longitudinal study. *Archives of internal medicine*, 169 (15), 1364 - 1371.

Suarez, S. D. , & Gallup Jr, G. G. (1985). Depression as a response to reproductive failure. Journal of social and biological structures, 8 (3), 279 - 287.

Susman, V. L. , & Katz, J. L. (1988). Weaning and depression: another postpartum complication. *American Journal of Psychiatry*, 145 (4), 498 - 501.

Trevathan, W. R. (2007). Evolutionary medicine. *Annual Review of Anthropology*, 36 (1), 139 - 154.

Trevathan, W. (2010). *Ancient bodies, modern lives: How evolution has shaped women's health.* Oxford University Press.

Trevathan, W. , Smith, E. O. , & McKenna, J. J. (Eds.). (1999). *Evolutionary medicine.* Oxford University Press.

Varki, A. (2012). Nothing in medicine makes sense, except in the light of evolution. *Journal of Molecular Medicine*, 90 (5), 481 – 494.

Voigt, C. C., Capps, K. A., Dechmann, D. K., Michener, R. H., & Kunz, T. H. (2008). Nutrition or detoxification: why bats visit mineral licks of the Amazonian rainforest. *PloS one*, 3 (4), e2011.

Weigel, R. M., & Weigel, M. (1989). Nausea and vomiting of early pregnancy and pregnancy outcome. A meta – analytical review. *BJOG: An International Journal of Obstetrics & Gynaecology*, 96 (11), 1312 – 1318.

Weir, J. S. (1973) Exploitation of soluble soil by elephants in Murchison Fall National Park, Uganda. *East African Wildlife Journal*, 11, 1 – 7.

Wells, J. C. (2010). *The evolutionary biology of human body fatness: Thrift and control.* Cambridge University Press.

Westendorp, R. G., & Kirkwood, T. B. (1998). Human longevity at the cost of reproductive success. *Nature*, 396 (6713), 743 – 746.

Williams, G. C., & Nesse, R. M. (1991). The dawn of Darwinian medicine. *Quarterly Review of Biology*, 66 (1), 1 – 22.

Wills – Karp, M., Santeliz, J., & Karp, C. L. (2001). The germless theory of allergic disease: revisiting the hygiene hypothesis. *Nature Reviews Immunology*, 1 (1), 69 – 75.

Yazdanbakhsh, M., Kremsner, P. G., & van Ree, R. (2002). Allergy, parasites, and the hygiene hypothesis. *Science*, 296 (5567), 490 – 494.

Young, S. L. (2010). Pica in pregnancy: New ideas about an old condition. *Annual review of nutrition*, 30, 403 – 422.

后　　记

写书像是生孩子，但有时候比生孩子还难。我写这本书，就有这感觉。记得有人说，写自己熟悉的东西，容易写好。我熟悉进化，但不熟悉医学。我借了医学史的书来看，但卡斯蒂廖尼的《医学史》三册没看完，还放在我的书橱里。它跟我这本书关系不大；毕竟，这本书不是谈医学。有关系的书我看了不少，无论是电子书还是纸版书，有些书看了不止一遍。它们有名有姓，都出现在我这本书里。有括号，括号里头有斜体英文的是英文书。其他的都是中文书。感兴趣的读者可参考。我不敢打包票，说我把进化医学写好了。我只能说，我尽力了。长江后浪推前浪，前浪倒在沙滩上，它也尽力了。

写书也是欠债。我要感谢很多人。没有他们，没有他们的论文和书，这本书恐怕永远不会问世。参考文献中有他们的名字，他们的论文，他们的书。正文中提到的中文书，我没有列在其中，但依然感激。特别需要感谢的是尼斯和威廉斯，他们的经典之作《我们为何生病》给了我最初的启发。我向他们致敬；这本书中的基本思想，都来自于他们，但主要内容是我的。感谢戴维·巴斯，他的《进化心理学》是一本出色的教科书。我梦想着能向他看齐，写出一本同样精彩的书来。于是，我不断积累素材，构思主题，终于有了这本书。感谢达尔文，他温文尔雅，但进化思想的革新性和影响力却丝毫未减，与日俱增。有朝一日，跟生物科学一样，社会科学和行为科学将吸收进化的深刻洞见，发生翻天覆地的变化。达尔文时代的幕布正徐徐拉开。我拭目以待。

写这本书时，我想到了外公。我已记不清他的音容笑貌。我记得他是医生，他会看病。我见过他做针灸用的银针，好像还摔坏了他打针用的针管。他不说我，也不打我。他故去距今已二十年矣。我想到了自己。我小时候患过贫血，得过痄腮，补充过维生素C，打针时晕过去一次，但也只有一次。体弱多病是我对自己从前的印象。看来，我跟病有过交集，彼此熟悉，也许以后还会打交道。我想到了父亲。父亲年届古稀，有关节炎，但身体健康。父母之年，不可不知也。一则以喜，一则以惧。现在的我，一如古人，也是有喜有惧，悲欣交集。这本书献给父亲，希望他有一副硬朗的臭皮囊，结实耐用。

这本书能问世，要感谢很多人。北京林业大学人文学院有良好的氛围，心理学系有自由的空气，这离不开院长严耕教授和系主任訾非教授的领导。刘丽丽编辑和知识产权出版社让这本书从可能变成现实，从粗糙走向精致。谢琳女士读了这本书的前三章，对初稿提了宝贵的建议，很多（或者说绝大多数）我都采纳了，她让这书变得更好。最该感谢的是阿兰。她耐心读完了我的初稿，还提了建议。她给了我时间和自由，她让这一切成为可能。